Smile77

Smile 77

碘的奇蹟

The Iodine Crisis

40多年來人體健康最被忽略的重要營養素

琳恩‧法洛（Lynne Farrow）／著

蕭寶森／譯

健康smile.77 **碘的奇蹟**：40多年來人體健康最被忽略的重要營養素

原著書名	The Iodine Crisis : What You Don't Know About Iodine Can Wreck Your Life
作　　者	琳恩・法洛（Lynne Farrow）
譯　　者	蕭寶森
封面設計	李縈瀅 / 玉堂
特約編輯	王舒儀
主　　編	高煜婷 / 劉信宏
總 編 輯	林許文二

出　　版	柿子文化事業有限公司
地　　址	11677臺北市羅斯福路五段158號2樓
業務專線	（02）89314903#15
讀者專線	（02）89314903#9
傳　　真	（02）29319207
郵撥帳號	19822651柿子文化事業有限公司
投稿信箱	editor@persimmonbooks.com.tw
服務信箱	service@persimmonbooks.com.tw

業務行政	鄭淑娟、唐家予

初版一刷	2021年09月
二刷	2021年09月
定　　價	新臺幣399元
I S B N	978-986-5496-39-5

THE IODINE CRISIS: WHAT YOU DON'T KNOW ABOUT IODINE CAN WRECK YOUR LIFE by LYNNE FARROW
Copyright: ©2013 BY LYNNE FARROW
This edition arranged with Devon Press LLC
through Big Apple Agency, Inc., Labuan, Malaysia.
Traditional Chinese edition copyright:
2021 PERSIMMON CULTURAL ENTERPRISE CO., LTD
All rights reserved.

國家圖書館出版品預行編目(CIP)資料

碘的奇蹟：40多年來人體健康最被忽略的重要營養素 / 琳恩・法洛(Lynne Farrow)著. -- 一版. -- 臺北市：柿子文化,
2021.09
　　面；　公分. --（健康smile；77）
譯自：The iodine crisis : what you don't know about iodine can wreck your life

ISBN 978-986-5496-39-5(平裝)
1.健康法 2.碘

411.1　　　　　　　　　　　　　　　　　　　110014177

免責聲明

本書中所提到的碘並非指你的醫藥箱中可能會有的碘酒。在服用碘劑之前務必先請教那些「具備用碘知識的醫療人員」（Iodine Literate Practitioner）和你的醫生或護士。本書之所以提供碘的相關資訊，並非為了要取代醫護人員的角色，若因採用書中的任何保健策略而導致任何後果，本書的作者和出版人概不負責。本書作者乃是以記者——而非醫生——的身分報導這些資訊；下文所提供的資訊乃是病患彼此分享的研究結果，不應被視為醫療建議。

由於本書讀者大多並非化學專家，因此書中所提到的「碘」和「碘化物」這兩個名詞可以互換——除非在必須釐清兩者之間的差異（如碘鹽中的碘化物）時。

同樣的，「溴」和「溴化物」這兩個名詞也可以互換。書中將舉例說明並討論所有含溴化學品抑制碘的能力。

專家推薦

碘的現代啟示

我對碘的重新認識已經大約有十五年以上了，當初我還住在美國的南卡羅萊納州，一個中醫師朋友告訴我，有一位北卡羅萊納州的醫師治療肌纖維疼痛症有高達九十五．％以上的有效率，我很好奇他的療法，結果發現個中奧祕是碘。自此之後，我也對碘的相關資訊非常關注。

後來，我在網路上閱讀大衛・布朗思坦醫師（David Brownstein, M.D.）有關碘的許多文章。繼而買到大衛・戴瑞（David Derry）博士暨醫師所寫的《碘與乳癌》，了解到碘與癌症的密切關連性，特別是乳房含碘的濃度僅次於甲狀腺的事實，因此提出乳房的碘可能是上帝創造來為母乳殺菌的論說。

一九七〇年代梅約診所的參森（Sampson）醫師拿日本人與診所附近明尼蘇達州人的甲狀腺癌做比較：甲狀腺癌少的日本人卻有高達

二十四％的原發腫瘤；明尼蘇達州人原發腫瘤少於四％，但是甲狀腺癌的死亡率卻更高——這種情形也發生在乳癌、前列腺癌。

日本人的碘攝取量是全世界最高，大約八至十毫克，遠高於甲狀腺飽和點的二至三毫克，而且日本人尿液的碘排泄量也是全世界最高，所以戴瑞醫師解說，癌症有兩期：第一期由早期癥狀到原發腫瘤是因為缺碘的關係，第二期包括癌症藉由結締組織散播是源自低組織甲狀腺素之故。結締組織是膠質，海藻本來就是膠質的來源，當然可能對癌症的預防和不易散佈有幫助。

海藻也是碘的最佳來源之一，日本沖繩島居民的長壽原因之一可能就是吃大量的海藻。雖然日本人的碘攝取量是全世界最高，但是成年後攝取過多的亞硝酸鹽，阻擾了碘的吸收，還好多數人甲狀腺的功能在老年時依然良好，因此腫瘤無法散佈。不管是透過碘的攝取或甲狀腺素的補充，碘與癌症的預防與治療有密切與重要關係。

接著，我為了想徹底了解葛森療法的精髓，便深入去研究他所使用的每一樣療法，結果發現葛森也使用碘，但很多效仿者卻把碘省略掉。葛森使用的碘最初是甲狀腺萃取物，後來改為魯格爾溶液（碘加碘化鉀）。他原本只用於低代謝者，但是他發現最佳的自癒力需要較高的血碘量，而且碘能消弭荷爾蒙的助癌生長力，所以他讓每個病人皆服碘。一直以來，流行病學顯示甲狀腺亢進者的罹癌率遠低於一般人口，所以碘對癌症有拮抗作用。日本的森時孝醫師也因流行病學的訊息採用高碘來治療癌症。

甲狀腺素會送訊號給粒線體增加ATP（三磷酸腺苷，是細胞主要的能量來源）的生產。癌症病人的細胞代謝率低（氣血不通），因此組織與器官的功能也低，要增高就要加溫、加速，甲狀腺素是此方高手與不二人選，也能增加細胞的基礎代謝率，增加體溫，增加ATP生產；換成中醫的術語，就是能幫助氣血通暢。有其他學者發現，甲狀腺素可以增強細胞的力量並增加抗體產生，從而提高抵抗感染的能力，所以這也支持葛森在治癌上採用補碘策略。

　　魯格爾溶液不僅適用以支持甲狀腺素的生產，最重要的一點是它在稀釋的狀態（十七萬倍）下仍有很強的殺菌力，又無副作用與發展抗藥性之疑慮，也有殺病毒的能力！所以，促進癌細胞成長的細菌可能被魯格爾溶液中和，而且魯格爾溶液也能中和細菌毒素，它會破壞毒素中的酪胺酸（tyrosine）與組胺酸（histidine）兩種胺基酸，所以連蛇毒、屍毒都可中和，一般食物中毒使用碘酒效果也不錯。

　　碘可以中和的毒素還包括愈來愈汙染環境的各種鹵化物，如電器用品外殼為了阻火所添加的多溴聯苯醚，這種化合物是內分泌干擾物。現今汙染十分嚴重，而碘本來就是氟、氯、溴中毒的解藥。

　　在對碘的研究上，我後來又意外發現，甲狀腺素會加速胡蘿蔔素轉化成更有益的維生素A，防止胡蘿蔔素的屯積；而幫助胡蘿蔔素成維生素A的酵素，就是受甲狀腺素從基因上做控制。日本星野仁彥醫師自詡用「改良式」葛森療法多活了二十年以上，但是他沒服用碘劑導致手掌與皮膚呈橘黃色，因而減少蔬果汁的飲用。

最後，我又發現碘會與澱粉與不飽和脂肪酸反應。牙醫檢測病人刷牙是否乾淨就是塗碘劑看牙齒是否有澱粉殘留，而脂肪的不飽和性是用碘來滴定的。因此，葛森療法只把碘加入胡蘿蔔汁，不加在青汁，不與馬鈴薯一起吃，也不與亞麻仁油同時服用——這些都是施行葛森療法時應注意的小細節。

　　甲狀腺素在人體以T3與T4的兩種型態存在，當T4在細胞內被去掉一個碘分子變成T3後，活性會增強。控制這個轉化步驟的酵素主要靠硒運作，硒又是被證明有抗癌之效的營養素。

　　就這樣，我們慢慢地看到營養素間的相互關聯性，這也提醒我們：飲食真的對健康有重大影響。

　　《碘的奇蹟》還帶給我一些新知，原來女性的生殖器官與男性的攝護腺也都含比較高濃度的碘，這些碘一定有它的作用，也再再說明為何葛森醫師發現碘在治療癌症上很好用。

　　一路研究以來，碘真的給我很多健康啟示，所以平常我的急救百寶箱裡一定有一瓶碘劑，有時旅行會加碘到飲用水殺菌防腹瀉，或加到洗生菜沙拉的水中預防感染。非常感謝作者寫了這本寶貴的書，告訴大家她自己的研究發現與體驗，我十分樂意推薦這本書給讀者，也請愛好自然健康的讀者多多跟親友分享這本好書。

陳立川
中華民國能量醫學學會理事長

專家推薦

適當補充碘吧！因為我們的環境和食物偷走了這個寶貴礦物質

我在學習整合醫學後，不斷地發現到，人只要缺乏生命所需的單一種礦物質、維生素和其他任何營養素，都會讓我們感受到全身疲憊、提不起勁、缺乏自信心，甚至是一身病痛。當然，每一種營養元素在人體內各司其職，各有其重要性，例如碘元素與身體健康最有關係的，主要是甲狀腺、乳房和各種內分泌的疾病。

我是一個耳鼻喉科診所醫師，早在還是住院醫師看診的時候，就發現到碘的補充有很多臨床清晰可見的療效，例如只要在感冒病人口腔內塗抹或蒸氣噴霧機噴稀釋碘甘油製劑，就能夠迅速有效地緩解疼痛感、增加療效、促進健康，甚至有很多診所將之做為感冒治療的步驟之一。

雖然如此，當時我對碘補充的安全性仍相當保留，直到兩年前

看到《別讓癌症醫療殺死你》後才發現，原來大部分的人均缺碘，局部對口腔黏膜塗或噴碘可以讓紅腫的黏膜消毒並增加白血球活性——也就是說，碘的補充可以增強免疫力，因而達到治療性的效果。我因此將補充碘能治感冒的好處，放在我二〇一六年年底出版的新書《咳嗽警報》內，並大力推薦。

然而，碘劑的使用在醫療上仍相當保守，僅僅使用在甲狀腺功能低下的病人，並且禁止使用在甲狀腺機能亢進的病人，因此對碘的印象就是不能隨便補充，而須檢查過後才能用。

我相信在這本碘的專門書出版之前，除了耳鼻喉科醫師會塗抹碘仿甘油外，應該還是沒有醫師用在其他的疾病上，我期待其拋磚引玉的效用，讓人們知道為什麼我們可能需要補充碘。

這本書詳細說明了大部分人缺乏碘的原因之一，原來是溴化合物在作怪，我們的食衣住行上竟然普遍存在溴化合物，尤其是麵包烘培業從一九一四年就開始大量使用，至今因美國仍可合法使用，直到二〇一五年十一月十二日在臺灣還發生過含溴化植物油的美國進口柑橘汽水事件，雖然臺灣在二〇〇五年已經全面禁用溴酸鉀來烘培麵包，但二〇一六年仍傳出不肖廠商違法添加事件！而溴和碘水火不相容，造成的結果就是——即使常常吃海帶、紫菜和魚貝類，我們還是很容易缺乏碘。

我在門診會告訴一般無甲狀腺亢進的病人生病時要補充碘，也直接幫喉嚨痛病人塗抹或噴碘劑，除了攝取海鮮、海藻食物外，烹飪

使用碘鹽（但光靠碘鹽可能不夠），並噴碘仿甘油製劑，卻常常得到病人的疑惑：碘吃太多不是會造成甲狀腺機能亢進？沒有副作用嗎？但絕大多數病人回診後的反饋是正面的！這是我多年看診的累積經驗，雖然有很多重金屬元素是有毒性的，但是有很多的生理金屬卻需要經常補充，碘就是其中之一，對身體金屬多一點知識，對身體健康自然多一層保護，本書作者並非醫師，可以寫出這麼精彩而有創新見解的書，值得尊敬和推薦，與大家共勉之。

吉康耳鼻喉科暨整合醫學診所院長

羅仕寬醫師

專家推薦

遲來的乳房疾病解方

如果妳是一個被診斷患有纖維囊腫疾病或乳腺癌的女性，妳需要閱讀這本書；如果妳是一個女人，一直重複乳房活組織病理檢查或乳房囊腫穿刺檢查，妳需要閱讀這本書；如果妳是一個乳腺癌倖存者，妳需要閱讀這本書。

作為介入放射科醫師三十年的我，工作是閱讀乳房X光攝影的片子，執行乳房活組織病理檢查和穿刺檢查。一些婦女有多個囊腫和結節，並且每年返回該部門重複相關檢查程序，她們總是會問我：「醫生，我能做些什麼來使我乳房中的這些囊腫和結節消失？」然而，三十年來，我都攤出雙手說：「我們不知道。」

我在二〇〇四年從放射科退休並回到臨床醫學後，參加了醫學會議，聽取了大衛・布朗思坦醫師和后黑・傅雷查醫師（Jorge Flechas, M.D.）關於補充碘的健康益處。

碘是纖維囊腫疾病的解方！碘是乳腺癌預防的答案！碘是我早該給予所有婦女的遲來的解答──我曾長期在醫院的X光部門工作，卻一直沒能給出答案，現在，我終於可以做出彌補了。我們會常規測試人們體內碘的水準，並給我診所的每個女人補碘──我認為這非常重要！

傑佛瑞・達賀醫師（Jeffrey Dach, M.D.）
《生物同質性荷爾蒙101》、《自然療法101》作者

（本文摘自http://jeffreydachmd.com/）

Part1　我發現碘的過程

Part2　常見問題

Chapter5～Chapter12的常見問題頁碼，

請至P64～P69查詢。

疾病該怎麼辦？｜女人需要的碘比男人多嗎？｜為何乳房需要碘？｜缺碘和乳房有什麼關係？｜哺乳的婦女需要更多的碘嗎？

附錄

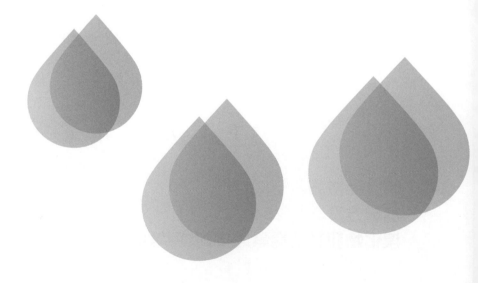

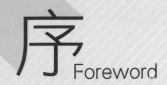

序 Foreword

　　《碘的奇蹟》是我們很需要的一本書。琳恩・法洛的這本書不僅簡明易讀，也可以幫助許多受倦怠、腦霧（brain fog，指腦筋糊里糊塗、思路不靈活、腦中有如濃霧籠罩）、甲狀腺異常和乳房問題等常見疾病所苦的人士。

　　法洛女士在書中列舉了碘的諸多療效，讀來引人入勝。除此之外，本書還描述了長久以來碘在醫學上的用途，並說明碘後來之所以不受常規醫學青睞的理由。

　　琳恩在書中描述了她從生病到恢復健康的那段歷程，她的身體一度有許多毛病，後來更被診斷出得了乳癌。書中談到她和腫瘤科醫師和其他醫師們打交道的經驗，她對這些從事常規醫學的醫生所提供的資訊並不滿意，因為他們無法回答她的問題：為什麼他們所推薦的治療方案對她來說是最好的選擇？

　　於是，身為記者的琳恩開始自行研究有關乳癌的資料，結果她發現：現今有這麼多婦女罹患癌症，很有可能是因為缺碘的緣故。她

在書中描述了這段歷程，並且以明白易懂的方式提供了有關碘和乳癌的資訊。

許多醫學研究都顯示缺碘和乳房疾病（包括乳癌）有關。事實上，這類研究早在七十幾年前就已經有了，然而，常規醫學仍舊堅持使用開刀、化療、荷爾蒙療法和放射線治療的模式。如今，七十多年過去了，這些模式絲毫未能減少乳房疾病的發生率——更有甚者，在過去七十年當中，有愈來愈多的婦女罹患乳癌。琳恩在看到缺碘與乳癌有關的研究後，決定要自力救濟，於是開始補充碘劑。之後她立刻覺得比較舒服，而且健康狀況在許多方面都有了改善（過程她在書中都有描述）。

在有了這樣的體驗後，琳恩展開了宣揚碘的好處的大業，並因而成立了「乳癌選項」（Breast Cancer Choices）基金會（我曾經介紹我的許多病人和他們連絡）。

這本書最特別的地方是其中收錄了許多實際的案例，都是人們在寫給琳恩的信中所提供的親身經驗。他們在信中描述碘劑如何改善了他們的健康，包括倦怠、乾癬、頭痛和癌症等各式各樣的症狀。其中有許多故事聽起來或許令人難以置信，但對我來說卻很真實，因為十餘年來我一直開碘劑給病人服用，而且我每一天都能聽到病人告訴我類似的故事。

遺憾的是，即便碘對人體如此重要，仍有許多醫生都不知道碘的療效——事實上，大多數醫師都認為碘是一種危險的東西，對它避

之唯恐不及。我之所以知道這點，是因為這些年來我一直以寫書和演講的方式對其他醫師宣揚碘的好處，卻發現我很難讓他們對碘療法產生興趣，他們似乎並不了解碘是人體必要的成分——**人沒有足夠的碘是活不下去的！**

過去這四十年來，人們體內的碘濃度已經下降超過五十％，導致了各種嚴重的後果，其中包括乳房、甲狀腺、卵巢、子宮和前列腺等各部位的疾病普遍增加。除非常規醫學能把大量資源投注於相關的研究，尋找這些疾病的根本原因，否則他們的治療將很難達到最好的成效。

不過，常規醫學界對這些疾病普遍增加的真正原因漠不關心，只是一味遵行原有的「診斷」與「治療」的模式，實在是辜負了大眾的期待。歸根究底，如果我們無法了解這些疾病的根本原因，就不可能在防治工作上持續取得重大的進展。在我看來，慢性疾病之所以大幅增加，可能是因為人們缺乏一些必要的營養素、體內荷爾蒙不平衡及接觸到愈來愈多的毒素所致。

本書的「實用資源」篇會告訴你如何檢測自己有沒有缺碘，以及在服用碘劑時如何避免副作用。我偶爾會聽到一些同仁抱怨碘劑所造成的副作用，確實，所有的事物（包括補碘療法）都可能會造成一些不好的影響，然而如果使用的方法正確，碘劑並不會造成太多副作用。你可以從本書提供的資訊中學到如何將碘劑的副作用降到最低，我也建議我的病人採取同樣的方法。

我認為**每一個人的書架上都應該有這樣一本書**，它可以幫助你和你的家人避免一些可以預防的疾病，我大力推薦這本書給所有想要改善自身健康的人士。

《碘：你為何需要它，又為何少不了它》、《戰勝甲狀腺疾病》和《用鹽保健康》
等十一本書的作者

網址：http://www.DrBrownstein.com

大衛・布朗思坦醫師

前言 Introduction

> 大家都以為自己了解碘，但他們都錯了。
> ——厄爾・佛利（Earl Foley）

缺碘一度毀掉了我的人生。有許多年的時間，我不時會頭痛，並且有「腦霧」的現象，甚至嚴重到讓我整個人迷迷糊糊的，看到停車的標誌也不知道要停下來，以致我的駕照被吊銷了。那段期間，我經常都在睡覺，家裡的人因此叫我李伯（美國著名短篇小說《李伯大夢》中的男主角）。我靠著咖啡因和止痛藥度日，但仍舊沒辦法整天工作，於是，原本在大學擔任專職教師的我後來成了兼任的記者。因為甲狀腺出了問題（但當時醫生並沒有診斷出來），我變得愈來愈胖，就在我覺得自己的生活已經夠糟糕時，醫生卻診斷出我得了一種可能致命的疾病。

就在這時，碘不期然的進入我的生命。當時，我參加了一場醫

學會議，遇到雪麗‧鄧泮妮（Sherri Tenpenny）醫師，她告訴我，**碘可以用來治療乳房纖維囊腫**。我對此雖然感到好奇，但心裡還是有些存疑，畢竟，她說的碘是什麼呢？應該不是家裡的藥箱中那罐棕色的消毒水吧？況且，碘到底是什麼東東？我們不是已經從加碘鹽裡攝取了足夠的碘嗎？

我的醫學偵探故事就從這裡開始。

當時，我決定以最傳統的的方式來研究碘。起初，我埋首研讀國家醫學圖書館裡眾多的醫學文獻，之後便逐步擴大研究範圍。我不僅開始搜尋那些已經絕版的古老醫書，也上eBay網站收購和碘有關的古董器物，其中有些還有使用說明書呢！當我得知有人在拍賣一本一九〇一年的藥劑師記事本時，立刻就把它買了下來，裡面果然記載了無數以碘入藥的處方。我發現世界各地都有用碘來治病的記錄：早在一百五十年前，它就已經被當成萬用藥物，甚至連一萬五千年前的人類都知道富含碘質的海草可以治病（一些考古學文獻上就有關於史前時期的人類如何囤積某幾種海草的記載）。

為了解開碘的謎團，我開始編寫和碘有關的大事紀，以重建碘消失之前的相關歷史事件，藉以了解究竟是哪些事件使得碘從我們的日常生活中消失。

當碘突然不再被當成藥物時，為什麼沒有人站出來講話呢？當我發現一九四八年有兩位研究人員宣稱碘是「危險」的物質時，這個謎團就變得更加複雜了，因為這兩位科學家的意見完全抵觸了前人的

經驗。在那之前，**碘一直被廣泛用來治療梅毒、乳癌等各種疾病。**無論如何，從那時起，醫學教科書上不再講述碘的好處，也幾乎沒有人再從事有關碘的研究了。為什麼？是誰偷走了我們的碘？

為什麼從一九七○年代開始，我們的麵包中也不再添加碘了呢？我們的環境中是否有某種東西發揮了排碘的作用？為什麼現在的人尿液中所排出的碘只有四十年前的一半？這是某種陰謀所造成？抑或只是愚蠢的疏失？無論如何，在試圖解開「誰偷走了碘？」這個謎團期間，我根據自己所查到的資料做成了一個結論：**服用超過政府公佈的建議攝取量的碘是安全的。**

於是，有一天早上，我起床後便吞了一顆五十毫克的魯格爾（Lugol's）碘片，然後，我的腦子就好像突然間甦醒了，腦霧散掉了。在後來那幾個月當中，其他的不適症狀也逐一消失了。我的體力增強了，體重也恢復正常，手腳不再冷到讓我必須穿兩雙襪子，連皮膚都變好了——之前，無論白天或晚上，我都需要擦護手霜，現在已經完全沒有必要了。這樣的經驗似乎太過美妙，令人難以置信。**如果碘這麼好用，為什麼大家都不知道呢？**

這麼便宜的一種營養素怎麼可能改善這麼多症狀？我的身體又是怎麼缺碘的？我向來都有食用海鮮和加碘鹽的習慣。這些食物裡的碘都怎麼了？它們跑到哪裡去了呢？

後來，我發現蓋伊‧亞伯拉罕（Guy Abraham）、大衛‧布朗思坦和后黑‧傅雷查這三位開風氣之先的醫師剛推行不久的「碘計

畫」，裡面有許多關於碘的資料，讓我好像挖到金礦一般！當時，這三位醫師已經注意到人們缺碘的問題，並且已經開始悄悄的、謹慎的收集相關的資料。後來，網路上開始出現第一批嘗試服用碘劑的人士，同時也有愈來愈多醫師開始充實有關碘的知識並且親自試用。也有人成立了網路團體，討論並研究服用碘劑的問題。

因為有太多人宣稱碘的好處並且彼此交流心得，於是我們試著整理這些資訊，將它們編成「常見問答集」，並公佈出來。同時，我們也將所有的資源都放在網路上以協助那些剛剛接觸碘劑的人士。

當然，網路上有人對此表示懷疑，他們認為碘是一種毒物，甚至預言我們這些服用碘劑的人很快就會死翹翹。但事實上，儘管有些人宣稱他們服用碘劑後出現了一些暫時性的副作用，但有效的案例更多，甚至有許多人的陳年痼疾都因此得到療癒，這些都是不容置疑的事實。究竟還有多少人的疾病因為補碘而好轉呢？當愈來愈多網站和醫師開始宣揚碘的好處時，我們逐漸意識到一個草根運動已經儼然成形，有愈來愈多的人開始質疑「碘有毒」的理論。

我在追查期間發現：有證據顯示，自從一萬五千年前以來，人類就一直在使用某種形式的碘，這是碘具有療效的確切證明。**碘並非「另類」藥物，而是已經失傳的「傳統」藥物。**

後來，我又發現：在一九七〇年代時，我們的麵粉中不再含碘，但卻開始添加一種具有抗碘作用的元素：溴。於是，就在碘消失之際，溴卻大舉入侵。除了麵包與麵粉含溴之外，溴化合物也被添加

在床墊、各種食物和消費者用品之上，成為一種環境災害，使得我們透過飲食所攝取的碘有一大部分都被排出體外。

以上種種因素匯集在一起，便形成了一個**缺碘危機**。這個危機可以從哪裡看出來呢？首先，在西元一九七〇到兩千年之間，甲狀腺和乳房方面的疾病迅速飆升。**碘濃度降低意味著智商降低和肥胖率升高**──缺碘危機讓我們身體變差，而且又胖又蠢。你以為這個結論純粹只是一個理論嗎？那麼你可以問一問其他像我一樣三者兼具（又胖又蠢，身體又差）的人。這本書裡面收錄了他們當中許多人的故事，這些故事顯示人們如何或多或少的受益於碘。

歷史告訴我們：當人們得以自由發聲的時候，也就是革命開始之際。因此，這許多有關碘的第一手報導比任何第二手敘述都更有影響力，請你閱讀這些故事，相信當事人切身的經驗會打動你的心。

我負責主持一個研究碘的療效的非營利組織，因此經常會接到來自世界各地的電子郵件，讀到有關碘的故事。加拿大的溫蒂・法洛（Wendy Farrow，她和我同姓，但不是我的親戚）在一九八〇年代曾是已故的根特醫師（W.R Ghent，研究碘的人士之一）的病人，她發現我們的網站後，便提供了當年一些不為人知的故事。甚至還有一位俄羅斯移民和我連絡，告訴我俄羅斯人在旅行期間如何藉著吸入碘劑來預防呼吸道感染。也有許多人把他們在治療前和治療後的照片、熱像儀和乳房 X 光攝影的片子寄給我。有效的案例愈來愈多！

我們不能讓「碘運動」和它的發起人的故事消失在歷史的煙塵

中，必須有人把它們寫下來，讓人們知道這場運動是如何開始的，又如何扭轉了我們對醫學上一個莫名其妙的觀念的看法。我所做的便是盡量把相關的人、事和時間串連起來。蓋伊‧亞伯拉罕醫師當年開始推廣「碘運動」時，並沒有意識到他這項了不起的行動具有什麼意義。我們這些受惠於他的人大多認為即使頒發諾貝爾獎給他，也不足以表彰他的貢獻，但那是他起碼應得的。

最後，我要說的是：我之所以撰寫《碘的奇蹟》是希望讓那些對碘有興趣的人能夠看到這些年來人們最常提出的一些相關問題和答案。本書可以當做一本病人寫給病人看的指南，是我們在突破重重的障礙之際所學習到的功課。但我們之所以提供這些資訊，目的只是為了報導事實，而非要給您任何醫療上的建議，請您把它當成新聞報導來看，也請您幫忙傳播這些訊息，並把這本書借給你的醫生看，讓我們繼續向彼此學習。

Part
1

我發現碘的過程

兒時的好奇心與新發現
發現問題中的問題

盡量用最狂野不羈、目無尊長、獨創一格的方式
努力研究你最感興趣的事物。
　　　　——理察·費曼（Richard P. Feynman）

在我十個月大的時候，我的父母親在紐澤西海岸租了一棟平房。他們把我放在沙灘上，給了我一把黃色的塑膠鏟子，接著對我說：「挖吧！」

我就這樣在那兒坐了一個多小時，挖著沙子，注視著一波波湧來的海浪，看著海水神祕的滲進沙子裡、一絡絡的植物堆積在那兒、沙蟹在地上疾行……我的父母親後來告訴我：由於當時我太過入神，他們還擔心我的心智可能有些遲緩。

後來，我們每年都回到那裡去待兩個星期。我的小腳一年走得比一年愈遠，好奇心也一年比一年濃厚，最後他們終於給了我一個黃色的水桶，用來裝我找到的那些東西。

我們紐澤西州的人並不把海岸（seashore）稱為海灘（the beach），而是管它叫海濱（shore），我們會說：「咱們到海濱去吧！」這是因為海濱不只是海灘而已。海灘上有拍岸的浪花和被曬得黝黑的泳客，但海濱則是陸地上的仙境，有著蜿蜒進入神祕、偏遠地區的大小海灣。你只要沿著一條海水的支流一直走，就可以看到一座又一座潮池和鹽沼，裡面盡是各式各樣繽紛美麗的鳥類和植物——除非你親眼看到，否則實在很難想像。我的魔法水桶和神奇鏟子所到之處，大地逐一向我敞開。

　　又長了幾歲之後，每當我在海濱漫步時，簡直不知道眼睛該往哪兒看。我腳邊那些令人眼花撩亂的寶貝是什麼呢？是鳥蛋、色澤繁複的綠海草（我從未看過那麼多層次的綠色）、精緻的貝殼和纏裹在石尊裡的貽貝。為什麼有些海藻看起來像是紅色的頭髮呢？至今我仍然記得當時我湊近地面、審視手中一個個來自大海的神祕之物的那種感覺。

　　「你的意思是我可以留著這個貝殼？」我問，「我可以把這些海藻帶回家嗎？」這麼珍貴、這麼神奇的東西怎麼可能不要錢呢？怎麼可能就這樣被留在大自然中任由人們拿取呢？這時，光用眼睛看已經無法令我滿足了。我們沿著海灘前進時，我的父親開始翻動我們一路上所看到的種種，他把貝殼翻過來時，沙蟹便急急忙忙跑走了。有時候，石頭底下會有一些蛋殼。

　　看到我挖起一顆蛤蜊，他說：「這是從前印第安人的食物。」

我們找到一些墨角藻時，他說：「那是可以吃的，含有很多維他命呢！」

　　我從上述這些更進一步的探索中學習到了很重要的一課：

　　你不一定要當個純粹的觀察者。你可以把貝殼翻過來，或看看岩石底下有什麼。比起光是用看的，積極參與的人可以學到更多東西。

　　我的父母親激發了我的好奇心，他們還買了一本「小金書」送給我，書名是《海濱》，書中的插圖讓我百看不厭，因此不知不覺就把裡面的內容記下來了。從這本書中，我學到我從海濱帶回來的東西不只是一些物品而已，更代表了一個浩瀚的生物世界，這些貝殼和海藻是從哪裡來的呢？它們之間有什麼關係？

　　那本書讓我學到：好奇心不只是一時的，你也可以將它化為實際行動。你的好奇心可以讓你踏上一趟漫長的旅程，為你開啟一個個廣大遼闊的世界。如果要問我，我的好奇心是從什麼時候開始萌芽的，我會說，那是我爸媽把《海濱》這本書放在我手裡的那一天，而我沒想到的是，童年時期沉迷的愛好有一天居然會使我得以成功解開碘的謎團。

兒時「訓練」有成──好奇心不會殺死貓

　　讓我們把時間快轉幾十年。

　　長大成人後，我仍舊對所有與海洋相關的事物感到著迷，但絕未想到童年時挖沙子的事會在幾十年後讓我開始從事一項探索碘的任務。我向來不是學習能力很強的人，從來不知道什麼是正確的學習方法。因此我只是硬著頭皮開始著手，然後試著把片片斷斷的知識串連起來──這種方法在我的學術研究工作和新聞記者生涯中還挺管用的。同時，在這段期間，我發現了一種方法──而且能透過學習逐漸精熟，那便是「查證事實」，也就是「找到資料的來源」。

‖‖‖

　　有幾位明師教我如何提出更好的問題，並且更進一步「提出問題中的問題」。

‖‖‖

　　逐漸的，我愈來愈會問：「這則資訊是從哪裡來的？有什麼作用？」這成了我的一個習慣，甚至是反射動作。對我來說，這些技能非常好用，直到有一天我喪失了它們為止。

　　我從年少時期身體就不太好，到了三十幾歲時愈變愈糟，從二十幾歲開始就犯上的頭疼毛病突然間變成每天都會發作。我前往美

國各地許多專門治療頭痛的診所就醫，他們陸陸續續的診斷出我得了血糖過少、腎上腺功能不全、甲狀腺機能減退、慢性疲勞、念珠菌感染、多重化學物質過敏症、卵巢囊腫和乳房纖維囊腫等疾病。我的體重增加了，而且一直喊冷。別人很難跟我生活在一起，因為我一天到晚不是肚子餓就是這裡痛、那裡痛。

這些莫名其妙的慢性症狀使我和別人愈來愈疏離，因為我的家人和朋友看起來都很健康。然而，當我前往一家又一家的診所看病時，卻遇見了很多像我一樣的人，他們的症狀輕重不一，各不相同，但同樣都是群醫束手。

有些醫師很坦白，直接表明他們不知道該如何治療我們，儘管他們是出於好意，卻讓我愈來愈感到灰心。在電視節目裡，不是每一種疾病都能夠很戲劇性的被診斷出來並且立刻被治好嗎？為什麼這些醫生就找不出我的病因呢？究竟有多少生了病的人像我這樣一天捱過一天，根本看不到希望？

這段期間，我試著讓自己在社交場合和工作場所看起來像是一個健康的人。我想了一個辦法：只從事那些讓我可以自行決定要在外面待多久的工作。當時我在大學裡擔任全職教師，一個星期只要上班三天，但即便如此，對我來說負擔還是太重了，因為除了上課之外，我還得對學生進行個別的指導，所以我回到家之後經常累到不行，往往到了六點就睡著了——我的家人還因此叫我李伯。因為如此，我知道我必須過一種很私密的生活，安排工作時一定要確保有時間可以休

息，還得設法找藉口不去參加婚禮和其他社交活動。關於這一點，相信任何長期生病的人都能夠了解。

在我擔任記者期間，有一位編輯打電話給我，表示願意付我很高的酬勞，請我飛到倫敦去採訪一場為期兩天的大型媒體活動，並撰寫一篇報導。我不好意思告訴他，三天之內來回大西洋兩岸會讓我在接下來的幾週非常疲憊，於是便對著話筒脫口而出：「好啊！」說完後，我才意識到我給自己惹了什麼麻煩。

到時候我必須從頭到尾一直站著，並且到處走來走去——就算穿著再舒服的鞋子也不會比較好過！我哪來的體力連續站兩天呢？我能用止痛藥克服頭痛，並靠著咖啡因撐下去嗎？然而除此之外，我已經想不出別的辦法了。第二天晚上，當我站在維珍航空（Virgin Airlines）的出境隊伍中時，已經開始渴望能夠早點回家，躺在我客廳的沙發上了。

抵達倫敦後的第一天早上，我在旅館的房間裡醒來，之後便走進浴室，但沒多久就踢到馬桶，把大腳趾弄斷，痛得眼冒金星。我躺在浴室的地板上，有十分鐘的時間一直感到極度的噁心，之後才設法讓自己鎮定下來。後來，旅館請了一個醫生過來，他幫我把腳趾頭包紮好之後便交代我：「盡量不要站著。」

沒想到這次受傷卻為我帶來了一些意想不到的好處。抵達記者會現場之後，我那個被包成一大團的腳趾使我備受禮遇，當其他記者必須站著的時候，我卻得以坐下來。我的腎上腺素也因著腳趾上的疼

痛而飆高，使我變得很活躍。當我在記者會中大聲提出問題時，總是可以得到回應，而那些身強體健、窮追猛打的記者卻沒人理會。有一個記者因此不太高興，他抱怨「腳趾女孩」提出問題時所得到的回應多過其他任何人。我原本以為被包成一大團的腳趾會是我的累贅，沒想到竟成了我的助力。

腦霧警訊

幾年後，我開始感覺自己好像沉到水底下，並因此看了好幾個醫生，他們說這種情況叫做腦霧。有一個醫生告訴我：「這不是最糟糕的情況。」當然，他說得容易。對我而言，這種腦筋糊里糊塗的情況很令人挫折，甚至比頭痛或倦怠感更糟，因為我唯一擅長的事情就是思考（在此之前，我經常能夠一邊打盹一邊想事情），但如果頭腦不清楚，我就無法寫作了。

出現了腦霧的現象後，我曾經好幾次在開車時不知不覺的闖紅燈，把同車的友人嚇得哇哇大叫，後來甚至還因為被開了太多罰單，遭州政府吊銷了駕照，並被勒令接受駕駛訓練。

即使到了現在，我讀到自己的故事時還是覺得很不可思議，尤其是某一天發生的事，它提醒我腦霧現象可能會變得多麼嚴重：

那天，是我和紐約一位從事整合醫療的名醫約好的門診時間。

由於有「腦霧」現象的人很容易迷路，因此當天我刻意提早出門。雖然我當時就住在紐約市內，只要從上西城直接搭地鐵到位於市中心區的中城就好，根本不需要花什麼腦筋，但我還是提早了整整一個小時出發。我小心翼翼的穿上一件西裝外套和長褲，塗好口紅後便走出公寓，步行半個街區，前往地鐵站。這樣能出什麼差錯呢？

結果，我在走下地鐵站的階梯時，往下一看，發現自己居然穿著一雙毛茸茸的粉紅色拖鞋！真是太窘了，我立刻掉頭走回我的公寓，去換穿一雙正式的鞋子。

之後，我再度往地下鐵車站走去，準備搭車前往市中心區。由於當下時間還很充裕，於是我途中走進一家小餐館，打算在那兒吃個三明治。但是，當我點的東西送到時，我卻發現自己沒錢付帳，因為我忘了帶錢包──又是糗事一椿。幸好女服務生說我可以下次再付，讓我鬆了一口氣。只是，我的信心已經大受打擊，如果我人還沒到診所就已經幹了兩件糊塗事，那回程時我怎麼可能不迷路呢？

抵達中城後，我走進那棟辦公大樓，搭乘電梯到了診所，向接待員報到後便走進洗手間休息，心想我今天至少提早抵達了。我在那兒補了口紅，並整理了一下儀容，希望自己看起來不至於那麼蠢。當我回到座無虛席的候診室時，有一個年約八十歲、一頭白髮的老先生驚訝的看著我。

「小姐，妳的外套裡有一支衣架。」他對著我說。一時之間，所有的目光都集中在我身上。

我有些迷惑，以為他的意思是我忘了拿掉乾洗店的標籤。於是，我伸手到外套的領子後面一摸。喔，糟糕了！

　　那不是標籤。老先生說得沒錯，我的西裝外套裡露出了一個木製衣架。我怎麼會穿著一件還掛在衣架上的外套在紐約市裡行走一個多小時？我的臉立刻漲得通紅。唉，我的迷糊又創了歷史記錄。

　　我脫下外套，把那支衣架子掛在辦公室裡的衣帽架上，接著裝做若無其事的謝過那位老先生，並且坐了下來，然而，我的心情卻一直往下沉。接下來又會發生什麼事呢？往好的方面想：至少我不用費力向醫生解釋所謂的腦霧是怎麼回事，我只要描述我這一整天的經驗就行了。

　　這時的我真的不知道下一步該怎麼辦，我的腦子裡一團糨糊，根本就想不出什麼辦法來，只得聽天由命了。

Chapter 2

比腦霧更糟的事

癌細胞悄悄上身

所謂「科學」，就是相信專家也有無知的時候。

——理察・費曼

醫生說我得了乳癌。

有好幾年的時間，我的乳房一直有囊腫，在做了無數次穿刺檢查之後，結果都是良性的，但最後一次卻檢查出了癌細胞。真是爛透了！現在我不能再假裝自己是個健康的人了。

我必須接受事實：我的健康狀況已經失控，只能走一步算一步了。我需要有個人告訴我該怎麼做，為我指引正確方向。這聽起來簡單，做起來可沒那麼容易，我究竟該聽誰的話呢？我曾經聽過一個故事：波斯灣戰爭期間，一群隸屬不同陣營的士兵在沙漠裡流浪了好幾天，為的是要找一個讓他們可以投降的人。如果我能找到一個適當的人，由他（她）來全權幫我決定一切，我就不需要那麼辛苦了。

他們應該知道自己在做什麼

　　癌症……一種可能致命的疾病。也就是說，你可能會因此而死亡。因為怕死，你可能會跟在身邊某位權威人物的後頭，毫無異議的被他牽著鼻子走。

　　因為恐懼，你可能會急著跳上你所遇到的第一條治療「輸送帶」，依照指定的步驟前進，絲毫不加質疑。更糟糕的是，因為恐懼，你可能會認為「他們應該知道自己在做什麼」。大約有一個月的時間，我也一直這麼相信，但這是很危險的想法。

　　得了癌症？第一步應該是到大都市裡的大型醫院找一位知名的醫生。我照做了。B大夫聰明、親切、有魅力、注意細節並願意回答我那些毫無止境的問題。你一定會想：這種醫病關係必然很融洽吧？呃，你猜對了一半。我和這位知名外科醫生的關係確實很好，直到她開始對我說謊為止；除了說謊，後來她還把我引到錯誤的方向。

　　憑良心說，這也不全然是她的錯，因為她的職責就是要採行所謂的標準治療程序。身為醫師，她勢必得遵守某個乳癌治療委員會所

制定的「治療方針」，但當時我並不知道這一點，也不懂得該問些什麼。我茫茫然毫無頭緒，既不會提問，也無從質疑她所提供的資訊，我不知道什麼叫生存價值（survival value）。

這是壞消息。

好消息則是：眼前的危機讓我的腎上腺素飆升，使我的腦霧消退，也讓我充滿決心。那位醫師的態度讓我原本懷抱的希望幻滅了，我心想，如果像她這樣有魅力又樂於幫助病人的醫生都會提供我不實的資訊，那我最好還是去別的地方搜尋有關乳癌的資料。我已經任憑一家大型都會醫院擺佈了一個月，而結果並不如預期。我必須讓自己的身體好起來，得自己開始動手找資料，我必須了解：他們所做的建議有什麼根據？他們的資料是從哪裡來的？證據在哪裡？我必須研究他們所謂的乳癌治療方針是怎麼回事。

現在的我手中雖然已不再有那把神奇的黃色鏟子，但我還是要不停的挖掘，找到他們的治療手冊，了解他們的遊戲規則，見人就問，一個也不放過。記得負責指導我的編輯曾經告訴我：「有時候妳就是必須一直問一直問，問到對方叫妳走開為止。」他也建議我要隨身帶著筆記本和筆。他說人們看到妳拿著筆記本就會講久一點。為什麼會這樣呢？或許是因為這會讓他們有一種印象，以為自己還沒說完吧！從此以後，我的筆記本就成了我對抗癌症最有力的武器。

我花了許多時間，查證了許多事情，終於明白了「乳癌資訊業」的運作方式。此外，我也找到志同道合的朋友一起做研究。

> **我發現醫界人士很少認真探究資訊，而且他們會認為，如果你懷疑腫瘤科醫生的話，就是不尊重他們，甚至是一種背叛的行為。**

網路上的許多乳癌互助團體都有這樣的現象：如果你對任何一個權威人士的說法提出質疑，裡面的成員就會不爽。這是因為當病人一直聽從那位權威人士的話時，他們會不希望看到他們先前的努力因為你的質疑而變得沒有價值或被貶低。

人們很容易信任那些持有證照的專家，而且往往會因此抗拒他人的檢視。「提出質疑」被視為抗拒權威的行為，但事實上，這些權威人士如果認為自己的看法站得住腳，就應該利用這樣的機會展示這些看法的權威性才對。

目前醫界充斥著軟弱、粗野、不穩定的心靈，這是它特有的一種疾病。

——南丁格爾

Chapter 3

因為研究乳癌，我發現了碘
蒙塵的「萬能藥物」

病人遲早都會療癒，但有時也要看機運。
　　　　　　　　──希波克拉底（Hippocrates）

　　大多數醫生都是遵照公定的治療方針在辦事。他們以為那些醫療方針委員會的成員在制定這些方針時必然曾經費了一番心思，知道自己在做什麼。對於醫療體系的運作方式，他們往往就像我們一樣，會以為：「那些人應該清楚自己在做什麼。」

　　不過有一次，我在一場癌症會議中向一家大型癌症醫院的乳癌部主任提出了一個問題：

「放射線治療是否確實能夠提高乳癌患者的整體存活率？」

我之所以提出這個問題，是因為我之前已經查過醫學文獻，知道了答案（答案是「不能」），想藉此測試他，看看他所提供的資訊是否可靠。

　　他的回答是：「放射線治療一定能提高存活率，因為我們醫院就有在做。」

‖‖

　　我真的很想大叫：「這樣的邏輯是有問題的，你難道看不出來嗎？難道只因為你們有在做，就表示它是對的？」但我只是站在觀眾席的最後方，默默的不發一語，心想我剛才又目睹了醫療史上最怪誕、最傲慢的一個例子。全場沒有人尖叫——包括我在內，因為我們太震驚了。

　　於是，我開始了積極搜尋乳癌資料的任務。我要把真正的證據找出來。在現今這個時代，醫療資訊已經不再像從前那樣被深鎖在一個銀色的櫃子裡，只供少數特權人士觀看，而是存放在國家醫學圖書館（National Library of Medicine）的網站上，人人都可取得。至於查閱醫學文獻是否違反傳統？這要看你是否認為搜尋並揭露同儕審查的資料是具有破壞性的做法！

　　　我所受的訓練是：醫師絕不能把自己內心真正的
　　　想法告訴病人。一九八九年我宣讀「醫師誓言」時，

也承諾要將我的醫療知識加以保密。在這種風氣下，病人過去一直無法獲得足夠的醫療知識，也不能參與醫療決策的過程。

然而，近年來網際網路的興起，已經使得病人能夠獲得更多的知識，並在醫療過程中為自己負起更多的責任。但許多醫師仍然對這個不容迴避的事實視而不見，拒絕接受，甚至頗有微辭。

——亞藍・葛林醫師（Alan Greene）
史丹福大學小兒科臨床教授
「E世代病人白皮書」

乳癌選項基金會

我成立了一個名叫乳癌選項的非營利組織（網址：http://www.BreastCancerChoices.org），專門檢視目前可以取得的乳癌資訊。我們的使命有三個：揭露、揭露、再揭露。我並不是閒著沒事才這麼做，而是實在別無選擇——我曾經聽任醫師擺佈，但這種做法並不管用，因此我只能自己去蒐集資料。

然而，我並不知道有什麼方法可以取得有關各種乳癌療法的資料，因此只好自己摸索。我的醫生們似乎也沒看過這類文獻，當我向一位腫瘤科醫師索取相關的資料時，她說她得問問看別人哪裡可以找到這些資料。

　　她如果看過文獻，就會知道那些研究的結果和醫院的治療方針並不一致。

　　醫生們（無論是腫瘤科還是外科的醫生）通常都忙著遵照醫療委員會制定的方針治療病人，並未去確認這些方針是否真的有所依據。你只要去查一下資料，就會發現：**就乳癌而言，醫生們所謂的「有實證的療法」根本就沒有實證。**它們所根據的只是醫生之間的共識，這兩者之間有很大的差別，可能攸關病人的生死。**所謂有實證的療法指的是可以延長病患生命的方法，但「根據共識的療法」指的是一群醫生認為某種療法還不錯就去做了。**我沒騙你，你可以自己去查查看。

　　這一回，我的病痛再度為我帶來了一些好處。從前，我的大腳趾受傷讓我在記者會中備受禮遇，現在，我的乳癌則迫使我進一步挖掘事實，不要安於現況、得過且過。發掘不為人知的資訊讓我感到興奮，這種效果就像任何入門毒品（gateway drug，意指使人漸漸上癮的藥物）一樣強大，我已經上了癮，無法回頭啦！

　　在搜尋有關乳癌的研究時，我發現了有關碘的事實。我原本以為不可能會有任何事像癌症治療之謎那般引發我探索的熱情，但在一個秋日裡，一次偶然的邂逅改變了我的想法。

這件事不僅重新引燃我對大海的迷戀，也讓我開始狂熱的向所有人傳播有關海藻和碘的知識——只要對方肯聽。

二〇〇五年時，我在美國醫學促進協會（American College for Advancement in Medicine，簡稱ACAM）的一場會議中遇見了整骨醫師雪麗‧鄧泮妮。她向我自我介紹，並問我是否聽過碘可以用來治療乳房疾病的事情。我說我只知道根特醫師和艾斯金醫師（Eskini）正在嘗試用碘來治療乳房纖維囊腫（一種良性的腫瘤）。但那畢竟是良性的腫瘤，和惡性的癌症完全不同，不是嗎？

多年來，我積極的收集有關乳癌的資訊，並參加所有的會議，同時也和最先進的腫瘤科醫師保持連絡。如果碘對乳癌有用，我當然早就聽說了，不是嗎？

錯！錯！錯！

由於鄧泮妮醫師是推動疫苗教育的名人，而且我很敬重她，於是我接納她的建議，試著進一步了解有關碘的資料。那天回家後，我在Google搜尋引擎上輸入了「碘」、「乳房」這兩個字，結果出來的資料少得可憐。於是，我又前往國家醫學圖書館資料庫（Pubmed）搜尋，這才得知至少有五個國家的研究人員發現乳房腫瘤和缺乏碘元

素有重大關連，而這已經是**將近五十年前的事**了。我一方面既慚愧又迷惑，但一方面腦海裡還是不斷響起那句聽起來有些傲慢的話：「這十多年來，我一直在研究乳癌和各種可能的療法。如果**碘和乳癌有關連，我應該早就聽說了**。」

無論如何，我給自己兩個星期的時間去閱讀所有關於碘的論文，看看會有什麼發現。之後，我又花了一個月的時間搜尋並閱讀那些論文的參考書目中所列出的一些文章和著作，然後又是一個月。我不懂為什麼碘和乳房疾病相關的研究已經在國家醫學圖書館的檔案裡躺了五十年了，卻從未進入任何一個我可能會接觸到的消息來源。

做那些研究的科學家為什麼不曾在醫學會議中發表他們的報告？我試著揣摩他們的心態：或許科學家比一般人更害羞，也或許他們不希望同儕認為他們想要誇大那些研究結果的重要性。

我需要更多的學術證據。當時我還沒聽說過蓋伊‧亞伯拉罕醫師這號人物，也沒聽說近五十年間還有人繼續在做有關碘的研究。當時，我的想法還很傳統，並不了解大衛‧布朗思坦醫師所謂的「現代醫學中的愛麗絲仙境」。

||||||||||||||||||||||||||||||||||||||||||||||||||||||||||||||||||||||||||||||||||||||||

身為一個從事獨立研究的人士，我的工作是調查事實，而非行醫。

||||||||||||||||||||||||||||||||||||||||||||||||||||||||||||||||||||||||||||||||||||||||

從此，我發現並非所有的研究都可以在網路上找得到，必須到現實世界裡去搜尋。

於是，我開始挖掘古老的藥學文獻，並在拍賣會中下標購買一些和碘有關的「破銅爛鐵」，也發現了一些一百年前的獸醫所發的小冊子，上面教人家如何把碘加入牲畜的飼料裡，我還找到一九五〇年代的一本小冊子，上面說明使用一種抗碘藥物來治療女子淫狂（女性的性愛成癮症狀）的方法。

現在，我的辦公室靠牆的架子上已經堆滿了各式各樣跟碘有關的古老醫學書籍，我的檔案櫃裡所擺的研究論文也已經多到快要裝不下了。

在研究過程中，我除了閱讀正式的醫學文獻之外，更將觸角伸到地質學、人類學、神經學和考古學等領域。這或許不是正統的研究方法，但我無須對任何一個委員會負責，因此也不必受到他們的共識和同儕審查的束縛。同時，我不是一個醫師，所以不用擔心我的醫療執照會被吊銷，身為一個從事獨立研究的人士，我的工作是調查事實，不是行醫，因此我能夠上窮碧落下黃泉的搜尋有關碘的資料，並且把真相報導出來。

後來，我發現除了研究醫學和非醫學的文獻之外，我還可以從收藏古董醫療用品的人士那兒買到與碘有關的器物，藉以了解十九和二十世紀的人們如何使用碘。

乳癌選項基金會曾經買到美國內戰期間的一個碘壺、一些用來

吸入碘氣的器具、好幾種治療梅毒的配方、五十年前英國紅十字會所發放的一個盛裝碘棉的盒式小墜子，以及用來治療乳房囊腫的碘藥膏等等。我們甚至找到了梵谷時代的一罐碘粉（梵谷曾向他的弟弟盛讚碘對梅毒的療效）。

如果當初鄧泮妮博士不曾建議我研究碘（我原本只想花兩個星期的時間，沒想到卻花了八年），我現在就不可能擁有一間散發著藥水氣味的辦公室，也不會發現碘和海藻可說是世上最古老的傳統藥物，是失傳已久的藥方。

碘運動的提倡者

二〇〇五年，當我仍一意埋首閱讀已發表的醫學文獻之際，曾在UCLA醫學院教授產科學、婦科醫學和內分泌學的蓋伊‧亞伯拉罕醫師已經發表了一些論文，針對所謂的「伍柴二氏效應」（Wolff-Chaikoff effect）提出質疑。伍柴二氏效應是一個有關「碘的危險性」的理論，發表於一九六一年，但已經被納入教科書中。那一年，亞伯拉罕醫師的一個研究夥伴傅雷查醫師預定要在洛杉磯的一場會議中報告有關碘的議題。

我聽說這個消息後，立刻毫不猶豫的從東岸飛到西岸去聽他演講，並向他自我介紹。當時和我一起積極蒐集癌症資訊的一些同事也

出席了這場演講，並且像我一樣深受吸引。傅雷查醫師提供了一些很有說服力的資訊，對碘的知識也很淵博。在會後的一次非正式意見調查中，他的演講獲選為那一場會議中的最佳演說。他詳細說明了亞伯拉罕醫師的碘計畫，並提倡有關碘的新思維。那次演講對我而言真是意想不到的收穫！

請參考傅雷查醫師的網站：http://cypress.he.net/。

回到東岸後，我很興奮的向我的網路乳癌團體報告了亞伯拉罕、布朗思坦和傅雷查等三人所做的研究，結果你猜猜看發生了什麼事？他們的反應就像我在一年前聽到鄧洋妮博士說碘劑可以治療乳癌時那樣。

「碘劑？碘劑和乳癌？琳恩，妳是頭殼壞了嗎？」

於是，我只好找了些夥伴一起來做研究，並且一直持續到現在。我們開始自己服用碘劑，起初用的是已經有超過一百七十五年歷史的魯格爾碘溶液（Lugol's Iodine Solution），然後是一種新產品：名為Iodoral的魯格爾碘片。

剛開始時，我每天服用一顆十二‧五毫克的Iodoral碘片，但身體狀況並沒有任何改變。過了幾個月之後，我決定做二十四小時的尿液碘負荷檢測（Iodine Loading Test）以測量我體內碘的水平基礎線。

測量方法如下：我要在早上服用五十毫克的Iodoral碘片，然後蒐集二十四小時之內的尿液，看看這五十毫克被身體吸收了多少，又排掉了多少。

在服用了五十毫克的lodoral碘片後不到兩個小時，我就產生了一種被稱為「啵嘤」（the boing）的感覺，腦子突然變得清明了，彷彿腦袋裡那些遭到閒置、滿是灰塵的房間突然有了氧氣一般，不僅思緒變得比較敏銳，人也瞬間有了活力，連做起一般的算術題目都更得心應手了。我記得有一次我看到一個店員想用心算算出三乘以三十再乘以二是多少卻算不出來時（他試了幾次之後，終於拿出了計算機），竟有一種不太耐煩的感覺。在尚未服用碘劑之前，我連這些事情都不會注意到。

其他一些服用碘劑的人也說他們立刻感受到這樣的效果。威廉‧薛文醫師（William Shevin）在二○○七年的第一屆碘劑會議中指出，他在門診中偶爾也會看到這樣的現象，「那些病人體內的碘嚴重不足，已經到了沒有什麼能量的地步了。」同時，醫師也播放了一段影片，其中有個病人描述自己在服用碘劑後腦筋一下子變清楚，他說那就像是把收音機的調節器轉到訊號非常清楚的頻道。

沒有人能夠確切說明這種啵嘤現象的生理機制。是因為甲狀腺的關係嗎？熟悉缺碘症狀的神經科醫生可能會說這純粹和神經系統有關。事實究竟如何，現階段並沒有人知道！

無論如何，我在提高補碘的劑量之後，不僅腦筋變得清楚，體重恢復正常，皮膚也不再像從前那樣老是乾荒，連身上原有的好幾個神祕囊腫都消失了！同時，我那雙原本冷冰冰的腳也變得暖和起來。現在，我只有在伸展身體的姿勢不對時才會頭痛，過去幾年來一直陪著我的橘色Darvocet止痛藥的藥瓶現在已經躺在垃圾堆裡了。

其他帶頭者出現，引爆了碘運動

　　一小群具有強烈使命感並且懷抱決心、意志堅定的人便足以改變歷史的走向。

　　　　　　　　　　　　　　　　——甘地

　　不久後，我們乳癌選項基金會的人便遇見了柔伊・亞歷山大（Zoe Alexander），她是一位退休的教授，成立了一個線上團體The Yahoo Iodine Group——現在隸屬於自然療法醫師史黛芬妮・布伊思特（Stephanic Buist），供病人討論如何使用碘劑。

　　不過，後來這個網站變得極度繁忙，於是柔伊便在Yahoo創辦了另外一個線上討論團體，名為Iodine Research Group。當Yahoo的空間已經容納不下時，柔伊便成立了一個詳盡的學術性網站Iodine4Health.com（現已更名為IodineResearch.com），收集了她所能找到、每一筆

和碘有關的資料。這個網站所在的伺服器也是由兩位同樣熱衷於碘的人士琳恩・拉賽提斯（Lynn Razaitis）和寇特・史密斯（Curt Smith）所架設的，真正發揮了草根運動的創新精神。

二○一○年，當The Yahoo Iodine Group 的成員達到五千名時，史黛芬妮已經獲得了自然醫學的博士學位，並且被公認是最可靠、最有經驗的碘專家之一。之後，由於The Yahoo Iodine Group的名氣變得愈來愈響亮，史黛芬妮不得不多聘請四位熟悉碘的人士和她一起主持這個網站，以便一星期能夠有五天的時間為那些剛剛嘗試服用碘劑的人士服務。

此外，另外三位人士也聚集了一群實驗使用碘劑的人，創辦了The Curezone Iodine Forum論壇。這個團體後來變得非常活躍而且備受敬重，目前仍由其中兩位——蘿拉・歐爾森（Laura Olsson）和史帝夫・威爾森（Steve Wilson）——主持。他們的網址是http://curezone.com/forums/f.asp?f=815。

剛開始時，The Curezone的人員受到猛烈的抨擊，有人預期他們最後全都會因為服用碘劑而住院或死亡。然而，不知怎地，現在這些抨擊的聲浪全都平息了，而這個團體也日益興旺。

The Curezone的人士絕不輕易相信任何事情,他們會查證資料並發掘從前的人如何使用碘劑。他們全都因為亞伯拉罕博士的研究而染上了研究狂,這種現象被稱為「亞伯拉罕效應」,其特徵就是會針對碘劑進行狂熱的研究,並考證從古到今人們使用碘劑的方式。

Curezone Iodine Forum的點擊數已經超過一千萬,充分證明了草根醫學的力量。由於蘿拉‧歐爾森和史帝夫‧威爾森兩人對碘的豐富知識,他們如今已經開發了屬於他們的獨特的碘產品,而且獲得頗高的評價。

Chapter
4
溴——缺碘的禍首
無所不在的溴汙染

研究就是好奇心的一種形式，是有目的的去打探
消息。
　　——左拉·尼爾·赫斯頓（Zora Neale Huston）

不到幾年，前述網路團體的成員服用碘劑收效的例證便有如野
火燎原般頻頻傳來。那些罹患甲狀腺疾病和纖維肌痛的病人開始跟著
補充碘劑；一些產婦團體也試著這麼做，並且有了成效。由於這麼多
人都有成功的經驗，那些營養團體便逐漸不再有異議。於此同時，我
在不斷深入挖掘、研究的過程中發現了一個令人震驚的模式。

自一九七〇年代以來，我們的身體便逐漸缺乏碘，
這是因為與碘互不相容的溴致使身體排出了碘。

一九七〇年代以來，由於碘的攝取量下降，人們接觸溴（這種元素具有抗碘作用）的機會也變得愈來愈多，乳癌的罹患率因此持續攀升。

根據美國國防部的統計，有一些波斯灣戰爭的老兵也因為暴露在溴元素中而中毒。

此外，一般人也因為接觸到其他一些含溴產品——尤其是我們每天晚上睡覺的床和每天都坐在上面的傢具，上面都塗有含溴的阻燃劑—— 而出現溴中毒的症狀。

我因此製作了一份Powerpoint簡介，標題為「乳癌風暴」（參見第十八章），來探討這個現象。

事實愈來愈清楚：我們之所以缺碘，並不只是因為我們沒有攝取足夠的蛋或海鮮。

我們之所以從一九七〇年代開始就逐漸缺碘，是因為溴這種會阻斷碘吸收的元素促使我們的身體排出了碘。所謂的「溴化物勝出理論」（The Bromide Dominance theory，請參見本書附錄B中的解釋）或許可以解釋為何現在有愈來愈多人生病、人們的智商不斷下降、甲狀腺和其他疾病也持續惡化的原因。人們之所以肥胖，不完全是因為飲食過量，更有可能是因為他們體內的溴使得他們的新陳代謝變慢，以致體重不斷增加。

沒有錯，現今這個到處都充滿溴的環境很有可能會使你變得既胖又呆。

溴──造成身體缺碘的罪魁禍首

　　下面六點說明了我們這個充斥著溴的環境存在著哪些危險以及我們為何要以補充碘劑的方式來因應，希望藉此呼籲大家一起來採取行動。

(1)含溴的阻燃劑所帶來的毒害每年持續增加，而且需要花上好幾年的時間才能夠逆轉。由此看來，溴化物所造成的影響相當於全球暖化的危害。

(2)含溴化物的殺蟲劑和阻燃劑將會成為新的DDT（在一九七二年被禁用的一種殺蟲劑），且目前仍然存在於一九七二年後出生的婦女的乳房組織中。

(3)如果甲狀腺、乳房的病變和其他與荷爾蒙相關的疾病基本上都是因缺碘所致，則我們之所以會缺碘，其根本原因便是源自於溴化物勝出現象。

(4)碘是溴毒的生化「解毒劑」，但需要一段時間才能夠發揮作用。溴是持續騷擾我們的化學惡霸，我們必須像對付所有惡霸一樣，聚眾加以包抄，並且要運用謀略。每天持續服用適當劑量的碘就是我們的後盾。

(5)溴所造成的毒害太嚴重了。這個問題不能交由政府那慢吞吞的官僚體系來解決。我們必須自我教育、互相教導。

(6)我的目標和那些「草根碘運動」（the Grass Roots Iodine Movement）的先驅相同。讓我們將有關碘的消息散播到遠方，到我們的家庭、鄰里和全世界。

溴化物勝出（我們缺碘的根本原因）　▶　缺碘　▶　甲狀腺、乳房、神經和其他許多方面的毛病

圖1　根本原因的根本原因？

關於碘的一些統計數字

光是在二〇一二年九月，「碘」這個名詞就在Google上被搜尋了一百二十二萬次之多。

● 世界衛生組織認為，因缺碘而引起的智能不足是智能障礙疾病中最容易預防的一種。

缺碘並不是貧窮國家才有的現象。許多沒有先天嚴重智力缺損的嬰兒甚至只要輕微缺碘，智力就會大受影響。此外，現在自閉症的發生率也不斷大幅上揚，值得注意。

● 自從一九七〇年代以來，人們的碘攝取量已經下降了五十％。

● 這段期間，因缺碘所造成的乳房、前列腺和甲狀腺相關疾病也不斷增加。

●從一九七五到二〇〇五年間，甲狀腺癌的發生率增加了一百八十二％。

●一九七〇年代時，每二十三名婦女就有一人罹患乳癌。如今這個比率已經提高到每七到八名婦女中，就有一人罹癌。

●在政府部門的檢測中，缺碘的現象一次比一次嚴重。

●懷孕婦女若缺碘，生下的小孩比較不聰明。

Part
2

常見問題

常見問題表

如果你在做電腦斷層掃描時對含碘的顯影劑過敏,就表示你對碘過敏嗎?	P80
我對貝類過敏,可以服用碘劑嗎?	P81
碘會不會只是又一樣「對我有好處」的東西?它的效果聽起來好得令人難以置信。	P81
碘是神奇魔藥嗎?	P89
我適合服用多少劑量的碘?	P89
吃哪一種碘最好?	P90
一滴魯格爾碘溶液含多少毫克碘?比起Iodoral哪個多?	P90
目前醫界對於補碘的劑量已經達成共識了嗎?	P91
服用碘劑時,是一次吃完好,還是一天分幾次吃?	P91
如果碘的殺菌效果這麼好,它會不會把腸道裡的益菌也殺死?	P91
我可以用碘酒來取代碘劑嗎?	P91
我可以服用必妥碘(Betadine)嗎?	P92
我可以服用優碘嗎?	P92
我沒有甲狀腺。那我的身體還需要碘嗎?	P92
我在哪裡可以買到補碘的營養品?	P92
聽說十字花科蔬菜會抵消碘的效果,是真的嗎?	P92
Magnascent Iodine是什麼?它的效果和魯格爾碘溶液或Iodoral碘片一樣好嗎?	P93
無色碘(白碘)的效果是否和魯格爾碘溶液一樣好?	P93
我目前在吃甲狀腺的藥物。碘會不會抵消藥效?	P94

Chapter
5

常見問題一
你的身體為何需要碘？

Q 碘是什麼？

碘是人體必需的微量營養素，也就是說：我們身體裡的每一個
細胞都需要少量的碘。碘可以發揮很強大的作用，而我們的身體裡有
內建的代償機制來保存它——這是好消息。

壞消息是：缺碘已經是公共衛生危機了，因為碘很容易被環境
毒物（如溴、殺蟲劑和食品添加物）所取代，以致造成人體缺碘的情
況。我們身邊到處都是含溴的阻燃劑，這些在一九七〇年代問世的阻
燃劑已在我們的家庭、車輛和工作場所逐漸累積，但大約在同一時
間，我們卻停止在麵粉中添加碘，以致如今缺碘的現象極為普遍。

Q 食品裡的碘和藥品裡的碘一樣嗎？

碘酒是以酒精製成，用來局部殺菌。這種碘不是用來口服的，

其包裝上面通常會有一個骷髏頭和兩根交叉人骨的圖案，代表它是有毒物質。我們用來補充碘的產品主要是魯格爾碘溶液或魯格爾碘片（Iodoral™）。市面上有其他不同配方的碘，但本書所提到的碘劑都是指魯格爾的產品。

Q 為什麼現在碘變得這麼熱門？

因為有幾位傑出的醫生在查考了醫學文獻之後，對近年來盛行的「碘有毒」的說法提出了反駁。他們發現碘過去曾被當成萬用藥物，並且把這樣的資訊報導出來。後來，有數以萬計的人開始嘗試補碘，並且在網路上報告他們成功的例子，於是這股熱潮就變得愈發不可收拾，草根碘運動從此誕生！

目前，病人補碘收效的各種案例、關於碘的研究和補充報告仍持續引發大眾對碘的興趣。

Q 碘是處方藥物嗎？

碘就像任何一種維他命或礦物質一樣，是在市面上可以買到的營養補充品。

Q 從前的人都怎麼使用碘呢？

從一九〇六年的一些病歷可以看出當時碘被當成「萬用藥物」，被用來治療：

- 甲狀腺腫
- 梅毒
- 子宮肌瘤
- 汞、鉛和砷中毒
- 腺體腫大
- 前列腺肥大
- 猩紅熱
- 支氣管炎和肺炎
- 肥胖
- 憂鬱症
- 動脈硬化
- 乳房疼痛
- 溼疹
- 生殖泌尿系統疾病
- 瘧疾
- 卵巢囊腫
- 風溼
- 胃痛
- 扁桃腺炎
- 咳嗽

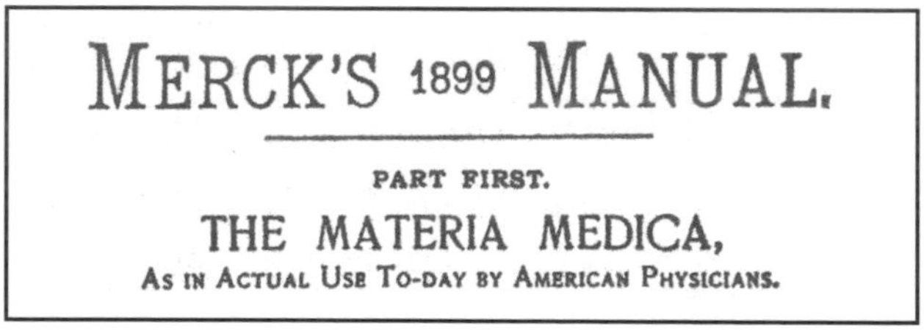

MERCK'S 1899 MANUAL.

PART FIRST.
THE MATERIA MEDICA,
As in Actual Use To-day by American Physicians.

圖2　一八九九年的《默克指南》是世上最暢銷的醫學教科書

　　早在一八九九年時，全球最暢銷的醫學教科書——《默克指南》就將碘列為最常用的腫瘤藥物，但實際上，碘很早之前就被用來治病了。

　　我在第十四章〈碘不為人知的歷史〉中將會說明早在一萬五千

碘的奇蹟
72

年前，人類就開始以含碘的海藻治病了。但十九世紀下半葉和二十世紀上半葉才是碘的黃金時代。

Q 我可以靠著加碘鹽攝取到足夠的碘嗎？

關於碘的錯誤觀念中，最危險的一個便是：我們可以靠著食用加碘的精鹽得到足夠的碘。從加碘鹽出廠到抵達商店的貨架這段期間，**它原先所含有的碘有一半會消失。**你買回家的加碘鹽一旦被打開了，裡面的碘或多或少（視溼度而定）都會揮發（進入空氣中）。

除此之外，加碘鹽在被吃進肚子裡之後，其中只有十％的碘可以被吸收。女性也應該注意：鹽裡的碘事實上是碘化物，但我們的乳房比較喜歡碘，所以用來做乳房保健的碘通常都混合了碘和碘化物。還有，我有沒有提過烹煮的過程會破壞碘？一群研究加碘鹽的科學家（Dasgupta, et al）曾經在〈碘營養：美國食鹽裡的碘含量（Iodine Nutrition: Iodine Content of Salt in the United States）〉這篇論文中討論了碘鹽的問題。

另外，我有沒有提過到：一般的精鹽缺乏天然礦物質，不像粗鹽——例如賽爾特海鹽（Celtic Sea Salt）——那般營養？

所以，簡而言之，答案是：不行，你不能從加碘鹽當中攝取到足夠的碘，因為你根本無法確定自己是否真的有攝取到碘——包括攝取的量和碘的種類。我在第十七章中會討論到「加碘鹽的騙局」，**我們所攝取的加碘鹽中，只有十％的碘會被人體吸收。**

Q 我經常吃魚，所以應該不需要補碘吧？

如果你胃口夠大，每天能吃一‧八公斤的海魚，那麼大多數具備用碘知識的醫療人員應該會說，你可能不需要擔心自己會缺碘。不過，你需要擔心的是一‧八公斤海魚裡面所含的汞。

Q 碘是安全的營養補充品嗎？

只要在具備用碘知識的醫療人員的監督下，按照指示服用適當的產品，補碘是很安全的。

Q 如果碘已經被使用那麼久了，為什麼現代的人都不再把它當成藥物了呢？

第二次大戰後，醫界開始使用具有專利的抗生素（如盤尼西林），因此碘就被當成「過時」的東西，而在醫界，「過時」可是罪大惡極的一個字眼。於是，碘的傳統療效——除了像碘酒那樣被用來殺菌之外——就逐漸不為人知了。

但最致命的打擊是有一篇很有影響力的醫學論文錯誤的宣稱碘是有毒的。從此人們就開始逐漸不再使用碘，碘的好處就漸漸被人遺忘了，現在只被用來消毒而已。如此這般，**僅僅一篇錯誤的論文就使得兩代的醫學院學生忽視了碘的好處**。我將在第十六章〈誰讓碘從我們的藥物中消失了？〉和第十七章〈食物中的碘為什麼消失了？〉中詳細討論這篇研究論文的影響。

Q 怎樣才叫做缺碘？

關於缺碘和不缺碘，有好幾種不同的定義，醫療保健人員在這方面也有很大的歧見。一個具備用碘知識的醫療人員會根據症狀或（和）碘負荷檢測的結果來判定一個病人是否缺碘。

Q 成人的碘建議攝取量不是一百五十微克嗎？我吃的綜合維他命裡面就有啦！

所謂的建議攝取量似乎是根據我們需要多少碘才不會得甲狀腺腫大來計算的，其中並未考慮其他器官的需求。此外，這一百五十微克的標準也沒有把會阻礙碘吸收的汙染物納入考量。

Q 缺碘會有哪些症狀？

我們往往不知道哪些症狀是因為缺碘所引起的，直到這些症狀因為我們服用碘劑而消失為止。據那些長期服用碘劑的人士表示，服用碘劑幾個月或幾年之後，他們感覺自己的身體狀況持續改善。有些人原本是因為其他的毛病才使用碘劑，沒想到牛皮癬、手腳冰冷和睪丸囊腫的狀況都消失了。

最初，我們以為碘對甲狀腺有幫助，因為據我們所知，甲狀腺乃是負責貯存碘的主要腺體，但後來我們也聽說有些人的聽力因為碘的補充而改善等等，因此我們認為碘對神經系統也有幫助。既然身體裡的每一個細胞都含有碘，因此我們實在無法確知它運作的機制，要

確定什麼症狀是因為缺碘所致，唯一的方法就是列出哪些症狀因為補碘而改善。

在開發中國家，缺碘是造成甲狀腺腫大和智能障礙的主要原因。根據我個人以及其他許多服用碘劑人士的經驗，在服用碘劑之後，感知能力和計算能力都會有所提升，即使是一般人也不例外。

以下是我們所見過、一些因為補碘而得到改善的情況：

- 過敏
- 腦霧
- 皮膚乾燥
- 囊腫和結節
- 倦怠
- 甲狀腺的毛病
- 卵巢問題
- 認知問題（腦筋混沌）
- 月經不規則
- 體重增加
- 乳房疼痛／乳房纖維囊腫
- 發冷
- 牙齦感染
- 牛皮癬

- 第二型糖尿病
- 毛髮稀疏
- 臉部浮腫
- 生育問題
- 憂鬱
- 心律不整
- 血壓問題
- 膽固醇
- 疤痕
- 感染
- 生殖器皰疹
- 流產
- 纖維肌痛
- 聽力喪失

- 前列腺疾病
- 肺部的毛病
- 便祕
- 女性生育能力
- 陰道感染
- 眼睛的毛病

- 頸部疼痛
- 胃食道逆流
- 溼疹
- 對感冒和病毒的抵抗力
- 性欲增強
- 塗抹在睪丸上會使男人更容易勃起，精液也會變多

Q 我可以藉著吃乾燥的海藻或以海藻製成的營養品攝取到足夠的碘嗎？

1. 由於現今海水已經受到汙染，因此海藻可能會吸收到砷、重金屬、清除海上漏油的除油劑、放射性物質或其他汙染物。此外，如果你服用巨藻片之類的產品，你永遠不知道自己到底攝取到多少的碘，也不知道用來做為片劑填充劑和黏合劑的那些成分會對你產生什麼作用。海藻被採收之後，其中所含的碘就會大幅減少，所以，當它被加工製成錠劑，又被存放在倉庫中好幾個月之後，你真的知道你吃的是什麼嗎？

2. 日本福島核子反應爐爆炸事件似乎已經使得全球的許多海藻都受到汙染，但這些核汙染現象在日本以外的地方幾乎都受到忽視。儘管如此，根據The Maritime Executive 所出版的刊物，輻射防護與核能安全研究所指出：福島的核災已經造成全球最嚴重的海洋核能汙

染。此外，別忘了美國海灣漏油事件中有一部分海面浮油已經漂流到遠方，被用來溶解那些油汙的除油劑已經為海洋生物帶來了更多的汙染。我們不知道海藻所受到的汙染會持續多久。

Q 我怎樣才能知道自己有沒有缺碘？

最可靠的方法就是請一個具備用碘知識的醫療人員為你做個診斷，看看你有沒有缺碘。碘負荷檢測的結果是用來得出一個基線數值，以判定身體組織裡的碘濃度有多高。

Q 一個具備用碘知識的醫療人員要具備什麼條件？

根據乳癌選項基金會和討論碘的各大線上病患交流團體的定義，所謂「具備用碘知識的醫療人員」乃是指曾經讀過由亞伯拉罕、布朗思坦和傅雷查等三位醫師所推動的碘計畫的所有資料的人。

除此之外，一個具備用碘知識的醫療人員也必須熟讀布朗思坦醫師所撰寫的《碘：你為何需要它，又為何少不了它》這本書的第四版。這些著作詳細的說明了為何要用碘來治病的來龍去脈，以及五十毫克的補充劑量是如何決定的。一個具備用碘知識的醫療人員會了解輔助性營養素的必要性，而且絕不會推薦病人以食用海藻的方式來取代碘劑。

如果一個醫療保健人員每次開給成人病患的處方中碘的劑量都不到五十毫克、不知道補充各種輔助性營養素（包括給橋本氏甲狀腺

炎的患者所服用的硒）的道理何在，不清楚鹽負荷法或自體免疫疾病療法是什麼，也不知道該如何解讀病患的TSH測試報告，乳癌選項基金會就不會將他視為具備用碘知識的醫療人員。許多醫生宣稱他們具有用碘的知識，卻建議病人食用巨藻或劑量很低的碘產品。請參考討論碘議題的病人團體網站或請教一位有經驗的醫療保健人員，以確定你所使用的碘產品是經過時間考驗的。

你可以上www.BreastCancerChoices.org/ipractitioners查詢具備用碘知識的醫療人員的資料。這個網站的資料經常會更新，但其中並未包括每一位會用碘的醫療人員，因為每天都有愈來愈多的從業人員開始讓病人服用碘劑。

Q 聽說有一種快速的「貼布試驗」可以測出我們是否缺碘？這是什麼樣的試驗？它有多準確？

所謂的碘貼布試驗指的是用碘酒或魯格爾碘溶液塗抹在體表，面積為五公分見方，然後看那橘色的方形過多久才會消褪。理論上，顏色褪得愈快，就表示你的身體愈缺碘，不過，人的皮膚存在著許多變數，因此這樣的測試並不可靠，也無法確定你是否缺碘，此外：

1.有可能你的身體那天特別乾燥。
2.皮膚缺碘的程度可能和其他部位（例如卵巢）不同。
3.碘運動所倡導、評估缺碘的標準方法是二十四小時的碘負荷檢測。

Q 我在哪裡可以做碘負荷檢測？

請你的醫師推薦一個實驗室，或參考第四篇「實用資源」中的「碘負荷檢測」那一節。病人不需要處方就可以做這種檢測。

Q 素食者需要補碘嗎？

是的，特別是在他們一天吃海藻不到五次或攝取量不像一般日本人那麼多的時候。我先前已經提過，靠著食用海藻來攝取碘有其風險存在，而且海藻在採收之後，其中所含的碘量會迅速減少。

Q 每一個人都能服用碘劑嗎？

這七年來，在我所遇見的人當中，只有少數幾個人說他們無法服用碘劑。有些人在長了疹子、出現腦霧或倦怠的現象時很快就放棄了，而且他們都沒有實施鹽負荷法；有些人出現了其他方面的問題，正在努力克服；另外一些人則斷言碘不適合他們。

我們需要碘才能存活，而且事實上每一個人的身體組織裡都已經含有碘，因此那些無法服用碘劑的人需要找一個有經驗的醫療人員，檢查一下他們補碘之後為什麼會出現問題。

Q 如果你在做電腦斷層掃描時對含碘的顯影劑過敏，就表示你對碘過敏嗎？

做斷層掃描時所使用的碘具有放射性，和補碘產品中的碘完全

不同。根據那些會用碘來治療病患的醫生的說法，只有在你對加碘鹽過敏的情況下才表示你對碘過敏。

Q 我對貝類過敏，可以服用碘劑嗎？

大多數對貝類過敏的人都可以服用碘劑，貝類所含的一種蛋白質是常見的過敏源。

我要再強調一次：那些具備用碘知識的醫療人員都發現，只有對加碘鹽過敏的人才可能會對補碘的產品過敏。

Q 碘會不會只是又一樣「對我有好處」的東西？它的效果聽起來好得令人難以置信。

碘是一種萬用的營養素，因為它不僅可以調節荷爾蒙與新陳代謝、促進腦部的發育和功能，也可以解除鹵素和重金屬的毒性。碘是一種「適應原」（又稱「調理素」），也就是說，它有助增強身體適應並補償它所受到的干擾與破壞。

如果你以為碘只不過是一種普通的營養素，請看看本書中各式各樣成功的案例，然後再自己做決定。

服用碘劑的有效案例

本書中所列舉的補碘有效案例是我在探索碘的旅程中，一座出

其不意的里程碑。之前有許多年，人們不斷的寫電子郵件給我，告訴我他們補碘之後的效果，並感謝我在網站上公佈有關碘的資訊。Curezone Forum和Yahoo Iodine Group這兩個網站上也記載了許多成功的案例。但我一直到撰寫本書的最後一個階段時，才開始請別人提供他們的故事，我原本只是想建立補碘人士的資料，沒想到卻引發了很大的迴響。

在我發電子郵件給三個不同的網路團體後，人們開始向我敞開他們的心房，和我分享他們所碰到的困難和成功的案例。有許多人的生命因為補碘而改變：

有些人過敏和倦怠不堪的現象得到了改善；有些人因此能夠起床上班；有些人發現她們原本很嚴重的月經問題因為補碘而消失；有些人的前列腺恢復了健康，並且再度有了性欲。這些曾經飽受病痛之苦的人如此不吝分享他們的經驗，讓我感動不已，我在此感謝他們每一個人。

我發現那些曾經長年忍受病痛但如今已經痊癒的人都很想把他們的故事說出來。他們希望提供他們的經驗，讓別人也可以像他們一樣獲益。

我們當中有許多人聽起來很像是在傳福音，這是因為我們的生命徹底被改變了。碘不是萬靈丹，但它卻不可思議地大幅改變了我們每一個人的生活和我們的家庭。我們想要分享這份好運，就像俗話說的，我們想要「把愛傳出去」。

金蜜 ……… 身體舒服了，掉髮的現象也停止了

碘改變了我的生命。

從前，我一直在追尋「百分之百的健康」，而我發現答案就是碘。我從二〇一一年四月開始服用碘劑，當時，我還不知道有Iodoral這個東西，因此我只好找一家可以幫病人調製藥劑的藥房為我製作魯格爾碘溶液，我只喝了一次就立刻出現溴化物排毒症狀！在此之前我已經加入了一個學習跑步的團體，當我試著跑步的時候，那些症狀變得非常明顯，我的鼻水流個不停，跑沒多久就精疲力竭，使我頗為沮喪，並產生了一些負面的想法。

我知道這是排毒反應，只要熬過去就行了，而我通常也都很能忍耐。我知道自然療法是怎麼回事，也知道會出現什麼症狀，因此我雖然感到焦慮、沮喪並有一些負面的想法，不過我還是持續下去。我做了許多次鹽負荷法，那對我的幫助很大。我的尿液有一種很奇怪的氣味。

當時我經常和我的母親發生衝突，現在回想起來，覺得蠻難過的。但療癒是由上而下的，當時我顯然有一些被壓抑的怒氣，而母親就成了我發洩的對象。

這段期間，我不再使用傳統的止汗劑，而是改用天然的體香劑，在這之前，我是那種總是「需要」用止汗劑的人。換了一種體香劑之後，有一段時間我的體味變得很重，我還記得有一天一個朋友看

著我，納悶我為什麼聞起來那麼臭。我真希望自己當時能夠告訴她：「喔，抱歉，我知道我很臭，因為我正在排毒。」但我沒有。我很高興這段時期已經過了，現在我已經不太需要用到止汗劑了，真的！我幾乎不需要了！

打從一開始，我就感覺我的甲狀腺腫腫的，因此我總是一直在照鏡子，看它是否有異狀——現在回想起來應該是沒有，但當時我的確很擔心。我的下顎和肩膀一帶的肌肉感覺緊緊的，而且我會磨牙。我的皮膚蒼白，有點半透明的感覺，我的指甲則會發亮！但現在我雖然並沒有出去曬太陽，卻經常有人讚美我「曬黑了，很好看」，讓我懷疑也許是碘劑讓我的膚色變得健康了一些。

那一年，我服用的劑量逐漸增加，後來，我發現了Iodoral，覺得它比滴劑好用多了。我原本在成年後就一直有掉髮的現象，但服用碘劑之後就停止了，我甚至認為我的白頭髮又開始有了一點顏色。

當時，我注意到兩個現象，但現在我不確定它們是原本就存在了，還是因為我的腦霧消散了才終於注意到，那便是：我的舌頭會痛，而且我身上長了好幾顆櫻桃狀血管瘤。

到了二月時，我已經可以服用四錠Iodoral（五十毫克）而不致有太大的問題，這對我來說是一個奇蹟。我的排毒期很長。最神奇的事情之一就是：我看了許多年的脊骨神經科醫師開始跟我說：「妳的情況挺好的。」我全身痠痛不適的現象確實已經消失了。

然而，這個時候我真的感覺我的排毒器官（肝、腎）已經夠辛

苦了，需要休息一下；而且我的體重增加了。當時我也讀到布朗思坦博士和亞伯拉罕博士提到服用一年後要降低劑量的事。關於這段時期，我有兩件事情要說。第一，我心裡隱隱約約有一個念頭，想著我或許應該提高劑量。第二，我沒有遵照建議降低劑量，而是完全停止了，我說不上自己為什麼要這麼做，這就是我的經歷。

我撥出了一些時間去看針灸醫師，請他幫我調理我的排毒器官。這段期間，我開始感覺自己愈來愈有「靈性」，之後，我更加深入探索這個領域，現在我每天都打坐。碘開啟了我的「第三眼」，但我是在停止服用碘劑之後才發現這一點。

最近我又開始服用碘劑，而且即使一天服用五十毫克也沒有任何問題。有好幾次，我甚至試著把劑量提高到一百毫克。

我很想告訴別人有關碘的事情，我很慶幸自己有這個機會，我相信它對人很有幫助，並且有可能使人們重新過著快樂的生活。你要在療癒的旅程中保持勇敢堅強，因為你一定能夠痊癒。

馬提 ⋯⋯ 令人癱瘓的倦怠、憂鬱消失了，不再陷入惡性循環

大家好，我今年三十一歲，是男性，已經連續服用二％的魯格爾碘溶液三十三天了。

我這一生中大多數時間都被倦怠和腦霧的現象所苦，但現在回想起來，這些症狀都是從青春期開始變得比較明顯。我從那時候開始

出現了男性女乳症，還有嚴重的頭皮問題（因為搔癢而被我抓得破皮流血並結痂）、情緒不穩／神經質的行為、下顎發育不良、鬍鬚稀少以及其他許多方面的問題。

從小到大，學校裡的老師都說我有學習和認知方面的障礙。大約十四歲時，我的身體愈來愈感到倦怠，從此人家就開始說我是一個懶惰鬼。十七歲時，我開始掉頭髮，還不到二十一歲，我的頭髮就開始逐漸變白，到了二十五歲時，已經白得很明顯了。我雖然曾經嘗試追求一些目標，但由於身體非常倦怠，因此總是落空，所以到目前為止，我還沒辦法獨立生活。

為了改善以上這些症狀，我從十七歲開始便多次遵照醫生的指示，服用選擇性血清素再回收抑制劑（簡稱SSRI，是一種抗憂鬱藥物），但它的副作用很可怕，而且只是治標不治本。

大約一年前，在針對某一個不相干的問題搜尋資料時，我突然想到我的荷爾蒙應該有些狀況，我懷疑我可能是天然睪固酮分泌不足或植物雌激素過多，以致正常的內分泌功能受到了干擾。在沒有健康保險也沒有收入的情況下，我只好尋找藥物之外的解決方法，於是我開始嘗試許多東西，例如DHEA、葡萄籽萃取物和芥蘭素（I3C）等抗氧化物。

但這些東西都無法改善那幾乎令我癱瘓的倦怠感。後來，我無意中在我媽媽的一本書裡面看到了甲狀腺機能減退的症狀，那些症狀我都有。這個發現更強化了我先前的想法，於是我開始上網尋找人們

使用碘劑的見證，我讀了幾篇相關的文章之後，發現有人建議服用二％和五％的魯格爾碘溶液。由於網路上有許多使用有效的見證，於是我便決定試試看。

頭一個星期，我經常很不舒服，症狀包括頭痛、全身倦怠、心情很差等等，後來才知道喝鹽水和吃輔助性營養素會有幫助。幸好我母親有各式各樣的維他命C和鎂片，而且當時我已經連續好幾個月都在吃一種綜合維他命。最初，我只服用十二・五毫克的碘，但第一個星期還沒結束，我就把劑量調高到五十毫克。之後連續十天我一直維持在五十毫克，後來才嘗試七十五毫克的劑量。這段期間，我的體力很明顯的變好了。

大約一個星期之前，我開始攝取賽爾特海鹽。目前看來，我的狀況愈來愈好。上個星期我甚至去幫一個親戚蓋房子，並且足足工作了三個小時——這是許多年來我第一次願意去幹那樣的活。幾天後，我又回去幫忙，並且連續三天、每天都工作四個小時，這是前一、兩個星期的我根本不可能做到的事情！

目前我在白天的時候還是會有些倦怠，尤其是在剛吃完飯之後，但因為倦怠而睡著的次數已經愈來愈少。事實上，在頭一個星期當中，我的情況就有好轉的跡象：儘管我還是有一些頭皮屑，但我頭上那些紅色的痂已經逐漸消失了，掉髮的現象也大幅減少。從今天開始，我會服用一百二十五毫克的碘，看看這些好轉的現象會不會持續下去。

我先前已經說過，我試了許多方法，但結果都讓我灰心，這是我第一次發現自己有相當大的改變。我希望（企盼）服用碘劑是翻轉我健康的第一步，也希望不久後我就會有力氣去找一份工作，不要再因為無法獨立謀生而覺得自己不像個男人。

貝蒂 ⋯⋯ 糖尿病和相關的胃病好了

我之所以開始服用魯格爾碘溶液，是因為我的胃腸細菌有增生的現象（也就是胃輕癱，這是糖尿病患常有的毛病，胃部要花十五到二十小時的時間才能排空），這造成了許多症狀——但魯格爾碘溶液的效果很好，讓那些症狀都消失了。此外，它還帶來了一個額外的好處：我不再需要服用糖尿病的藥物了，我已經停藥兩個星期（這可是十三年來的第一次），但我的血糖卻仍舊維持在正常的水準。這是我在服藥期間都不曾有過的現象，我很高興，而且我想讓每一個人都知道碘劑對我的效果，我希望知道的人愈多愈好。

現在我的感覺非常良好。據統計，每七名美國婦女當中就有一個人會罹患乳癌，但我確信我不會，因為在服用碘和一些輔助性維生素之後，我的乳房纖維囊腫已經消失了。

可惜五年前我並不知道這一點，當時我的嫂嫂因為乳癌過世，身後留下了五個孩子。

Chapter
6
常見問題二
為什麼要考慮補碘？

Q 碘是神奇魔藥嗎？

碘不只是「對你有好處」而已。它的效果在於它具有強大的能力，可以排除細胞的毒素，並且調節、滋養細胞，使它們能夠在最理想的狀況下運作。

賽巴斯提阿諾・萬圖里博士（Dr. Sebastiano Venturi）認為：從演化的觀點來看，海藻中的碘可能是史上第一種抗氧化劑。碘是身體所需要的一種元素，可以幫助我們的身體調節機能並適應環境，所以它被稱為「萬用營養素」，但千萬不要把碘當成可以治療所有疾病的萬靈丹。

Q 我適合服用多少劑量的碘？

大多數人都是經由不斷的嘗試並參考具備用碘知識的醫療人員

或網路上碘社群的意見來決定自己適合攝取的劑量。請參見本書第四篇「實用資源」中的補碘方針。

Q 吃哪一種碘最好？

我的家人和朋友比較喜歡Iodoral碘片，這是由魯格爾碘溶液製成的一種錠劑，可以保護腸胃。一片十二‧五毫克的Iodoral碘片含有兩種不同的碘：五毫克的碘和七‧五毫克的碘化鉀。另外，我們也會在車裡和藥箱裡放一瓶魯格爾碘溶液做為急救或緩解消化道問題之用。

有些人比較喜歡原始的魯格爾碘溶液、SSKI（碘化鉀）、Magnascent或其他形式的碘劑。你不妨請教網路碘劑論壇的成員，他們為什麼喜歡某種碘劑而不是另一種，你會在那裡發現一些碘的「老饕」——他們還會合併使用不同種類的碘。

我只能根據個人的經驗保證Iodoral碘片和魯格爾碘溶液確實有效，至於其他形式的碘劑，由於我無從得知它們的效果，自然也無從推薦。不過，我可能不會購買任何含有酪胺酸或硒的碘片，為了滿足懂得碘的消費者的需求，市面上已經出現了許多相關產品，可惜製作這些產品的業者並非全都對碘的新陳代謝原理有廣泛的了解。

Q 一滴魯格爾碘溶液含多少毫克碘？比起Iodoral哪個多？

兩滴五％的魯格爾碘溶液中含有相當於一顆十二‧五毫克的Iodoral碘片的碘。請參見「實用資源」篇中的「魯格爾碘溶液圖表」。

Q 目前醫界對於補碘的劑量已經達成共識了嗎？

你可以請教你的具備用碘知識的醫療人員。就成人而言，如果是為了治病，一般是從十二‧五毫克開始，然後逐漸增加到五十毫克甚至更多。

根據許多服用碘劑者的經驗，逐漸增加劑量的方法有助減少副作用，你或許得花一點時間才能找出適合你自己的劑量。大多數人都覺得和網路上的補碘社群連絡蠻有幫助的，那些已經服用碘劑好幾年的病患現在都成了專家，他們會提供你相關的資訊。

Q 服用碘劑時，是一次吃完好，還是一天分幾次吃？

大多數人都喜歡在早上服用碘劑，這是因為如果你在睡前服用，可能會讓你失眠。但也有些人一天分幾次服用。

Q 如果碘的殺菌效果這麼好，它會不會把腸道裡的益菌也殺死？

從來沒有聽說過碘劑把腸道裡的益菌殺死的例子。有些科學家認為，從演化的觀點來看，海藻裡的碘應該是最早的抗氧化劑之一，因此對腸道裡的細菌應該有保護的作用。

Q 我可以用碘酒來取代碘劑嗎？

不，絕對不行！**碘酒如果經由口腔攝取，是有毒的。**

Q 我可以服用必妥碘（Betadine）嗎？

不，絕對不行！必妥碘如果經由口腔攝取，是有毒的。

Q 我可以服用優碘嗎？

不，絕對不行！優碘如果經由口腔攝取，是有毒的。

Q 我沒有甲狀腺。那我的身體還需要碘嗎？

是的，身體裡的每一個細胞都需要有碘才能運作。每一個人都需要碘。

Q 我在哪裡可以買到補碘的營養品？

你可以在網路上搜尋。務必要向已經長期販賣魯格爾碘溶液的商家（如J.crow®）或和Iodoral的生產者Optimox有長期合作關係的業者購買，才能買到真貨，而非贗品。

充分揭露：我服務的慈善機構乳癌選項基金會有賣Iodoral碘片，目的是在籌募善款。有許多人向我們購買，因為我們是非營利機構，所以可以賣得很便宜，而且我們會把銷售所得的十％用來從事慈善工作。我個人並未從任何一種碘產品中獲利。

Q 聽說十字花科蔬菜會抵消碘的效果，是真的嗎？

只要你有服用碘劑，則致甲狀腺腫的蔬菜（它會使你的身體無

法吸收碘）便不會抑制你的甲狀腺或妨礙你的身體吸收碘。但如果你沒有服用碘劑，當你食用生的十字花科蔬菜或以這類蔬菜製成的營養品時，它們就會使得你的甲狀腺無法吸收碘。

不幸的是，我們知道有些乳癌病人會在沒有補充碘劑的情況下服用以花椰菜製成的營養品，卻渾然不知這類營養品實際上會妨礙碘的吸收。

Q Magnascent Iodine是什麼？它的效果和魯格爾碘溶液或 Iodoral碘片一樣好嗎？

Magnascent是經過磁化的碘，屬於劑量較強的碘（碘化物），據說知名的預言家愛德加‧凱西（Edgar Cayce）所服用的碘就是Magnascent。

據說，有些人在口服Magnascent之後確實有收到效果，但如果一個人生了重病，沒有一個具備用碘知識的醫療人員會建議他單獨服用Magnascent。

Q 無色碘（白碘）的效果是否和魯格爾碘溶液一樣好？

無色碘只含有碘化鉀，魯格爾碘溶液和Iodoral碘片則同時含有碘化鉀和純碘。

據一些乳房囊腫的病患表示，用來局部塗抹於皮膚上的時候，無色碘的效果沒有魯格爾碘溶液那麼好。

Q 我目前在吃甲狀腺的藥物。碘會不會抵消藥效？

根據那些有用碘來治療病患的醫療人員的說法，沒有人曾經抱怨碘會影響甲狀腺藥物的效果。他們倒是聽說過相反的情況，**甲狀腺可能要有碘才能發揮更好的功能。**

Q 我不小心把魯格爾碘溶液灑在廚房的流理臺上面了。這會造成永久的汙痕嗎？

不會。通常你只要用維他命 C 粉末和水調成濃稠的糊狀物，就可以去除碘所造成的汙痕。

我們乳癌智庫（Breast Cancer Think Tank）的一位成員表示，有一次她浴室裡的白色地毯沾到了碘，她用維他命 C 糊抹在汙漬上，然後把地毯放在水裡泡一會兒就去除了。

Q 如果得了像橋本氏病這類的自體免疫性甲狀腺疾病該怎麼辦？

最初，醫事人員認為罹患橋本氏病（一種自體免疫性甲狀腺炎）的人服用碘劑可能會有問題，但後來我們發現，所謂的「問題」其實並不存在，那只是治療不完全所造成的結果。根據一些經驗豐富的醫事人員所做的研究，**人們之所以罹患橋本氏病，最直接的原因往往是缺碘再加上缺硒。**

你可以和那些熟悉如何用碘來治療自體免疫疾病的具備用碘知

識的醫療人員連絡。如果你的醫療保健人員不曾在主要的碘醫師手下受過訓練，則他（或她）可能不知道自體免疫疾病所需要的額外治療，包括他們需要服用適當劑量的硒。

此外，你也不妨和你的醫師一起閱讀傑佛瑞‧達賀醫師（Jeffrey Dach）針對這點所做的清楚說明：http://Jdach1.Typepad.com/natural_thyroid/2011/02/selenium-for-hashimotos-thyroiditis-by-jeffrey-dach-md.html。許多橋本氏病的患者也發現，如果他們不吃麩質，對病情會有幫助。

Q 女人需要的碘比男人多嗎？

在青春期之前，男孩和女孩所需要的碘似乎一樣多，但是當女孩的乳房和卵巢開始發育時，她們就需要更多的碘，這時甲狀腺裡的碘可能會被挪用。專門研究甲狀腺腫的大衛‧馬林博士（David Marine）發現俄亥俄州的女孩和男孩罹患甲狀腺疾病的人數相當，但是在女孩進入青春期之後，罹患甲狀腺腫的人數就顯著高於男孩，這項發現最後導致政府在一九二四年下令在食鹽中加碘。

Q 為何乳房需要碘？

乳房裡有許多碘的受體，其作用是讓乳腺管和其他組織發揮最大的功能。根據觀察，**碘可以排除乳房中組織液的毒素，並消除那些積存毒素的囊腫。**

Q 缺碘和乳房有什麼關係？

如果不讓動物攝取碘，它們的乳房就會腫大，並長出結節、纖維組織和囊腫，相當於人類婦女乳房病變的過程。在補充碘之後，那些纖維囊腫就會消失，而當它們再度攝取不到碘時，乳房就會再次發生病變。

Q 哺乳的婦女需要更多的碘嗎？

婦女哺乳期間，她們的身體在必要時會從甲狀腺那兒取得碘，以便確保嬰兒得到足夠的碘，這就是為什麼有些婦女產後的體重一直無法減輕的原因之一——由於她們的身體把較多的碘經由乳房供應給嬰兒，因此甲狀腺裡的碘變少了，在這種情況下，她們的新陳代謝率就可能會減緩。

有關碘的故事

李伊⋯⋯ 睏倦、乳房腫塊、月經問題、甲狀腺毛病和憂鬱症⋯⋯全消失了

我今年四十七歲，是四個孩子的媽媽，之前二、三十年的時間一直都有甲狀腺機能減退的現象。每年做例行的健康檢查時，我對我

的醫生描述的症狀都一樣：長期的睏倦、腦霧以及愈來愈多的雌激素優勢（estrogen dominance）症狀——例如疼痛、乳房腫塊和經血過多等等。

但他只會檢查我的TSH，並開新的抗憂鬱劑以及劑量愈來愈高的左旋甲狀腺素（Synthroid）給我，然後就叫我回家。我感覺這樣對我並沒有什麼幫助，也對於他解釋為何不開Armour（一種天然的甲狀腺素）或為我做其他腺體治療的說法不太滿意。

後來我就再也沒有回診過，而且至今已經有一年多沒有吃左旋甲狀腺素了。我上網去找新的醫生，卻找不到一個可以接受我們的保險並且願意開Armour給我的醫生。後來我發現了Yahoo Iodine Group，我愈看裡面的文章，就越發明白我一定是缺碘，於是我便訂購了一些碘劑，然後從基本的劑量（十二・五毫克的Iodoral碘片）開始吃起。

起初，我出現了一些輕微的排毒症狀，但在開始吃一些補充的營養品並實施鹽負荷法之後，我感覺自己的狀況很好，並且決定要開始進行鹽水排毒法，因為我有許多溴化物勝出的症狀。我已經服用五十毫克的碘大約一個月了，在此同時我也有吃一些無須處方的甲狀腺營養品——雖然我不想在未經醫師諮商和許可的情況下這麼做，但我別無選擇。

開始補充碘劑後，我的健康狀況已獲得大幅的改善。現在我終於會出汗了，我的基礎體溫也只比正常人的體溫低一度，同時皮膚也好很多了。

現在我的經血已經不像過去那麼多了，上回月經來潮前一點都沒有出現經前症候群，乳房也不痛了。我也不再像從前那樣一天到晚想吃甜食，同時，由於我已經能夠堅持比較健康的飲食，我的體重也掉了快七公斤。但最大的改變是我的乳房和從前不一樣了，現在它們變得光滑柔軟，不再有腫塊，也不會痛了，感覺很舒服，即使不穿胸罩四處走動，也不會有痛感。我猜這應該就是「正常」的感覺吧！我想以我從前的狀況，我可能已經快要得乳癌了。

我想對所有乳癌選項基金會的工作人員說一聲：「謝謝你們。」感謝他們經營一個討論排毒法的網站。從前我拼命想找醫生幫助我改善我的健康狀況，最後卻只好自己來。我會叫我認識的每一個人去閱讀有關碘的資訊，我知道很多親戚和朋友都在服用左旋甲狀腺素，卻沒有服用任何碘劑；如果他們被我說服了，我會叫他們去上你們的網站。

你們可以把我的見證跟大家分享，也可以提到我的名字。再次謝謝你們救了我一命！

愛德 ⋯⋯ 因老化而導致的聽力喪失大幅改善了

我七十二歲時和業者約好了時間，準備要配助聽器。但在約定時間的前幾天，師傅打電話到我家裡來，說他要住院開刀，所以必須把時間延後五個星期。在此之前，我已經開始服用二十五毫克的

Iodoral碘片了,但我向我太太抱怨說吃了一點效果也沒有。她說,那就多吃一片呀!就這樣,在配助聽器的師傅回來上班之前,我的聽力已經恢復正常了,於是我便取消了配助聽器的預約,為自己省了好幾千塊美金。

挪威的姬娜 乳房纖維囊腫、心悸和念珠菌感染等問題都解決了

我不再孤單了!謝謝你們;我學到了很多。我是在一年前開始服用碘劑的,我的毛病包括:長期的念珠菌感染、威爾森氏體溫症候群(Wilson's temperature syndrome)、皮膚乾燥、乳房纖維囊腫等等。我服用碘劑之前並沒有先問過醫生,只是根據自己研究的結果想嘗試看看。

剛開始時,我服用的劑量很低,並且一直到六個月前才決定把劑量提高到五十毫克。之後我就開始出現排毒症狀,尤其在我把維他命C的劑量從一克提高到六至七克(飽和劑量)時,這些症狀變得更加嚴重。

我服用碘劑之後,最先出現的明顯改變包括:

● 指甲不再一層層的裂開,皮膚變好了,心悸的現象也消失了。
● 體溫從平均攝氏三十六‧五升高為攝氏三十七!

● 過敏症狀改善了七十％（打噴嚏、鼻竇問題）。

● 我把劑量提高到五十毫克時，乳房纖維囊腫縮小了九十％。

● 念珠菌感染的現象好轉了九十％。剩下的還可以忍受，已經在可以控制的範圍內了！

● 耐曬的程度提高了百分之百；碘和椰子油的混合溶液最有效；像我這樣喜歡曬太陽的人（我住在挪威，需要曬太陽）從此不用再害怕曬傷了。

　　我同時也補充硒、鎂、玫瑰鹽等等。其他有用的營養品有：

● 薑黃＋酵素：有助緩解過敏症狀，比較不會打噴嚏，促進消化。

● 硼砂與碘混合：緩解因真菌所引起的疾病和念珠菌感染。

東恩⋯⋯⟨ 血壓、膽固醇和心跳全都正常了 ⟩

　　我每天都服用兩百四十毫克的魯格爾碘溶液，已經連續服用了大約六個月。現在我的血壓和膽固醇都已經在正常的範圍。從前我的膽固醇是兩百二十，現在是一百八十；我的好膽固醇（HDL）已經上升到四十，比從前的三十五還要好。我的血壓之前是一百五十／九十，當時我有在吃低劑量的血壓藥，這讓我的心跳變得較慢。而碘似乎把這三個問題都解決了。

瑪莉 ⟶ 五十毫克的碘可以預防生殖器皰疹、乳房腫塊、過敏和倦怠

　　我迫不及待要告訴你們：多年來我一直為生殖器皰疹所苦，但只要我每天服用五十毫克的Iodoral碘片，它就不會發作。雖然沒有完全治癒，但已經在可控制的範圍內了，我之所以確定這一點是因為自從我九個月之前開始服用碘劑之後，我的生殖器皰疹只發作過一次；當時是因為我把碘的劑量降低到三十七‧五毫克（在服用了五個月之後），沒想到就長了皰疹，但當我把劑量恢復到五十毫克時，那些皰疹立刻就消失了。

　　這當然不是我在補碘之後所體驗到的唯一好處，但可能是最讓我雀躍的一個。我知道有些人的乳房腫塊和過敏的毛病都消失了，而且變得精力無窮。我甚至每天都給我的狗兒們喝三滴二%的魯格爾碘溶液。

常見問題三
醫生們對碘有什麼看法？

Q 大多數醫生對碘有何看法？

　　現在的醫生在唸醫學院的時候大多數都學到「碘是危險的物質，可能會損害甲狀腺」。他們之所以如此害怕碘（亞伯拉罕醫師稱這種心態為「恐碘症」！）是受到先前一項不正確的研究所誤導，以致醫界對碘的政策為之改變。事實上，在五十年前，碘普遍被用來治療卵巢囊腫和痔瘡等各式各樣的疾病。現在，因為病人們紛紛向他們的醫生反應碘的療效，因此有關碘的資訊已經愈來愈廣為人知了。

Q 我的醫生說：「碘會使甲狀腺無法運作，這是基本的生理學法則。」

　　那是他在醫學院裡學到的。生理學是一門不斷演進的醫學理論，你的醫師在學校裡所學到、所謂眾所公認的「基本生理學法則」

其實既不基本，也不是什麼法則，而且已經遭到許多人的駁斥。成千上萬的人士已經服用劑量高達許多毫克的碘，而且效果良好，使得這個「法則」備受質疑。

你要對你的醫生有些耐性，醫界要花好些年的時間才能趕上新的資訊。你或許還記得巴瑞・馬歇爾（Barry Marshall）和羅賓・華倫（Robin Warren）這兩位博士花了多久的時間才說服醫界消化性潰瘍不是心理因素所造成，而是由一種特定的細菌所導致；二〇〇五年時，他們倆人終於得到了諾貝爾獎——我們當中有很多人都希望亞伯拉罕醫師的貢獻也能受到同樣的認可。

Q **我想嘗試服用碘劑，但我的醫生說那只是一時的網路風潮罷了。**

他的意思難道是說：雖然有成千上萬人發現了某種會讓他們比較好過的東西，但因為他們是在網路上發現的，我們就不應該加以理會？如果補碘只是一時的風潮，那麼就不可能從一八二〇年代一直持續到一九四〇年代了。

Q **我的醫生為什麼不知道有關碘的事情？**

1.因為他（或她）沒參加過整合醫學方面的會議。

2.因為碘劑這麼便宜，又不能申請專利，而且不需要處方，因此藥廠的業務代表不會跑到醫生的辦公室裡去推銷它。

3.因為他（或她）仍然相信武爾夫（Wolff）和柴可夫（Chaikoff）那
　篇宣稱碘會損害甲狀腺的研究是正確的。

　　但有關碘的知識正迅速普及。在二〇一〇年十一月美國醫
學促進協會的一場會議中，整合醫療專家麥可・沙契特醫學博士
（Michael Schachter）問在座的醫師有多少人在執業時有用到碘，結
果**有一半的人都舉了手**，這真的是很大的進展！

Q 有關碘的資訊是否曾在任何醫學會議中發表？

　　是的，其中包括：美國醫學促進協會的會議、抗老大會（The
Anti-Aging Conrerences）、偉斯頓・A・普萊斯（Weston. A. Price，
著有《體質大崩壞》）會議、碘研討會（The Iodine Conferences）以
及其他會議。

Q 有沒有任何醫學研究資料是我可以拿給我的醫生看的？

　　這要看你的目標是什麼。你或許得研究一下你特別關注的議
題，並且請教網路碘社群當中，那些已經成為這方面專家的病人。

Q 我在哪裡可以找到具備用碘知識的醫療人員？

　　請參見第四篇「實用資源」，或前往www.BreastCancerChoices.
org/iPractitioners.html這個網站，那裡的名單經常都在更新。

有關碘的故事

凱蒂 ⋯⋯ 腫瘤的體積縮小了

二〇〇八年時，我的醫生希望我在乳房腫瘤手術之前先服用
Tamoxifen，以便讓腫瘤體積縮小，但我對這種藥很抗拒。最後，我
還是把它買回家了。

我的丈夫很希望我遵照醫生的指示去做，因此我便吃了大約一
個星期的Tamoxifen，但它卻引發了我的氣喘。

那段期間，我和我的先生住在山間一棟寧靜、雅緻的小屋裡，
經常會利用白天的時間去健行。有一回，我走著走著就開始感覺呼吸
困難，把我先生嚇得半死，我們兩個人都以為我會當場死在那兒。當
時我並不知道這是由Tamoxifen所造成的。

但是後來當我試著用Google搜尋Tamoxifen和氣喘之間的關係時，
才發現早就已經有人做過研究，證實Tamoxifen所造成的嚴重副作用
之一便是——氣喘。

第二天我便和醫生通電話，她的解決辦法是減少一半的劑量，
但我決定不予理會，於是，在吃了一個星期的Tamoxifen之後，我二
話不說的停藥了，我可不想再氣喘發作！

這段期間，我已經開始服用魯格爾碘溶液，而且劑量愈來愈
高，不但如此，我還將它塗抹在我的乳房上。過了三、四個月，我回

診時，發現我的腫瘤已經從二・七公分縮小到○・八公分了，而且可以很明顯的摸得出來。

然而，當我告訴醫生我這段時間並沒有吃Tamoxifen，以後也不會吃時，她可氣壞了，她對我大吼，說等到我的癌細胞轉移到全身，極度痛苦時我就會求她開Tamoxifen給我等等……那幕場景真是個可怕的惡夢，即使已經過了三年，現在我只要想到這件事，還是會感到很焦慮。那時候醫生告訴我她會安排我動手術，但我問她在這個階段我為什麼還需要動手術呢？我為什麼不繼續設法把我的腫瘤縮小，直到它消失為止？

她告訴我，沒有人可以做得到這一點（這更好笑了！），又說那些嘗試使用替代性療法的病人最後都不得不回來找她，要她把她們的腫瘤切除。還真可怕！最後她還說，她會給我八個星期的時間設法把腫瘤縮小，然後她就會把它切除……哈！我到現在都還沒動手術，但還是活得好好的。關於我的故事，我還可以說更多，但我要去外面走一走了。

請你們現在就開始服用碘劑，不要再等了！

康妮 ⋯⋯ 子宮纖維瘤消失了，子宮內膜也變正常了

我的子宮纖維瘤消失了，原本太薄的子宮內膜現在也變得正常了，整個過程大約歷時六個月。

雷蒙 ┄┄┄ 甲狀腺腫縮小了九十％，痔瘡也消失了

　　我絕不是專家，但我可以說高劑量的碘使得我的甲狀腺腫縮小
了九十％，而且我的痔瘡也好了。所以，對我來說，它的效果簡直好
得不得了！

　　我一天服用大約一百三十毫克的碘，另外還會加上那些輔助營
養素——尤其是粗海鹽。

　　我服用的碘劑中有一半是Iodoral碘片，另外一半則是魯格爾碘溶
液，因為我覺得這麼做比較有機會把胃裡那些討厭的東西殺死。如果
光是服用Iodoral碘片，它會通過胃部，直接跑到小腸，所以我便採取
雙管齊下的策略。

　　我不會一直服用這麼高的劑量，但現在我正試圖殺死那些病原
體，讓我的腫瘤縮小並把溴和其他有毒的鹵化物排出體外。我出現了
許多排毒症狀，包括粉刺、疹子、鼻竇脹痛、身體疼痛等，即便如
此，我還是撐過去了，現在我感覺好多了——之前我都靠著喝鹽水來
減輕我的不適。

　　第一個禮拜時，我的甲狀腺腫得更厲害，而且還會痛，把我給
嚇壞了，甚至差一點打算放棄繼續補充，但我知道我的甲狀腺之所以
會腫痛，想必是因為那些碘正在裡面發揮某種功能，於是我決定給它
們一點時間。在這之後，我的甲狀腺腫就大幅縮小了——其他人也有
甲狀腺腫迅速縮小的經驗。

卡拉⋯⋯⋯⎛卵巢囊腫和乳房纖維囊腫已經檢查不出來了⎞

　　一九八七年，就在我做了子宮切除術之後，醫生說我的卵巢有
幾個囊腫，但上次做檢查時，醫生卻說它們全都消失了──我之前還
可以感覺到它們的存在呢！除此之外，我現在也不會像過去那樣出現
劇痛了。

　　至於乳房纖維囊腫，有一次做檢查時，醫生說我的乳房有纖維
囊腫，她可以摸得到；同樣的，在上次檢查時，醫生說已經沒有了。
所有的疼痛和腫塊都消失了。

Chapter
8
常見問題四
人們如何補碘？

Q 大多數服用碘劑的人都是從多少劑量開始？

大多數長年服用碘劑的人都會建議從低劑量（如十二・五毫克）開始，然後再逐漸增加，有些人一開始就服用五十毫克也沒有問題。有些人為了達到最好的狀況，甚至服用更多。

有許多醫生建議，在開始服用碘劑之前應先實施兩個星期的鹽負荷法。

Q 什麼是「補碘方針」？

補碘方針是一群以碘治療病患的醫生在二〇〇七年的碘研討會中為補碘人士所制定的指導方針，其中包括他們認為有效的劑量（包括碘和輔助營養素）。

根據大多數病患和具備用碘知識的醫療人員長期使用的經驗，這套方針確實經得起時間的考驗。

Q 有沒有什麼樣的檢驗可以測出我們是否缺碘？

最可靠的檢驗是二十四小時碘負荷檢測，這種檢測有時會和其他檢驗一起做。檢測結果必須經過一位具備用碘知識的醫療人員的評估，並在補碘一段時間後再做一次。

我們在乳癌選項基金會偶爾會看到有人第一次的檢測結果不算太糟，但當他們補碘幾個月後再做一次時，碘的飽和濃度數值卻降低了，讓他們非常洩氣。但這似乎是因為第一次的檢測結果並不正確，原因是他們體內吸收碘的組織已經受到了嚴重的損害或者萎縮，因此檢測時所用的Iodoral劑量有一大部分都沒有被身體吸收，而是隨著尿液排出去了。

受損的鈉碘轉運體（NIS）組織就像一塊又舊又乾的海綿，在它變得溼潤之前都不會吸水。

一位有經驗的具備用碘知識的醫療人員能夠向你解釋為什麼碘負荷檢測的數值會先降低、再上升，**最重要的目標是確保在第二次測試之後吸收率會提高**。此外，那些以碘治療病患的醫生都發現，病人如果同時攝取輔助營養素，就可以加速這個過程。

做碘負荷檢測時的注意事項：要確定你的醫療保健人員了解，在你的數值到達正常的範圍之前，你有必要定期重新接受檢測。

Q 一般人開始服用碘時該怎麼做？

請看看下面這個例子：

凱西在一位具備用碘知識的醫療人員的指導下開始服用碘劑。剛開始時，她先把四分之一茶匙的鹽溶解在兩百四十西西的水裡，每天喝兩次，連續喝了十四天，然後才開始服用Optimox牌的Iodoral碘片。醫師之所以建議她服用Iodoral，是因為對初次服用碘片的人來說，那是效果最可靠的一種碘。

醫師要她從每天一顆十二‧五毫克的碘片開始，配上鹽水，連續服用兩個星期。此外，他也要她補充輔助性的營養素，包括：

300~600毫克的鎂
一片Optimox ATP 輔因子，　天2次
200微克的硒（或硒甲硫胺酸）
1,000毫克的維他命C，每天3次
每天半茶匙的鹽，飯後吃
再用¼的鹽溶解在240C.C.的水裡，每天喝2次

過了兩個星期之後，他問她是否感受到任何反應，她說沒有，於是他便把劑量調高到兩顆十二‧五毫克的碘片（共計二十五毫克）。又過了兩個星期之後，他叫她再度提高劑量，要是出現什麼副作用，就告訴他，如果沒有，她就可以把劑量提高到四顆Iodoral碘片，總共五十毫克。

這時，凱西開始出現腦霧和頭痛的現象。她的醫生說她可以每天喝兩次鹽水，週末時則不要服用任何

碘片，以便讓身體能排出那些被碘釋出的毒素（這是乳癌選項基金會建議的「脈衝式劑量調整策略」）。她照做之後，身上所有的副作用都消失了。

現在，她可以每天服用五十毫克的Iodoral，但她根據醫師的指示偶爾會在週末時停藥。

Q 碘劑應該在飯後服用嗎？

大多數人都在飯後服用。不過，如果你吃的是比較不會傷胃的Iodoral碘片，或許空腹吃也沒問題。

Q 碘劑應該在一天當中的什麼時間服用？

通常都是在早上服用。有些人說他們如果太晚吃，晚上會睡不著覺。

Q 我服用了摻水的魯格爾碘溶液之後為什麼胃會不舒服？

有很多人說他們喝了魯格爾碘溶液後胃不舒服，所以藥廠才會研發有糖衣的Iodoral碘片，若你是在飯後服用魯格爾碘溶液，情況或許會好一些。其他牌子的碘可能也有糖衣。所有藥廠都會提醒你：無論是任何一種產品，如果會讓你的胃不舒服，你就應該立刻停藥。

Q 除了口服之外，還有什麼方式可以補碘？

碘經常被用來塗抹在皮膚上。有一部分碘會透過這種方式進入

血液中。那些不太敢服用碘劑或想減緩碘的吸收速度者往往會使用局部塗抹的方式，儘管這樣做會讓一大部分的碘被揮發掉，但在情況緊急時，局部塗抹的效果出奇的好。

從前的人也會把碘製成直腸或陰道栓劑，以供局部使用。

專家建議：在皮膚上塗抹魯格爾碘溶液這類碘劑時，最好先將它滴在手心裡，用少許的油稀釋後再塗抹，據說這樣比較不會對皮膚造成刺激。葡萄籽油、蓖麻油、荷荷巴油或椰子油都是魯格爾碘溶液很好的載體。

Q 我什麼時候可以停止補碘？

通常的建議是：只要你想要保持健康，就要補充碘劑。

Q 我的寵物可以服用碘劑嗎？應該吃多少？

布朗思坦醫師指出：他們曾經給寵物服用魯格爾碘溶液，劑量是每磅（〇・四五公斤）體重〇・〇八毫克。還有好幾份研究報告指出：雞和鸚鵡喜歡飲用加了魯格爾碘溶液的水。有蓄養牲畜的人或許都很清楚碘能夠增進動物的健康和生殖能力，在好幾十年前，獸醫就已經開始使用碘來治療動物的疾病了。

Q 服用碘劑期間該不該同時攝取酪胺酸？

有些醫療保健人員會建議這麼做，但有些則會建議：如果你擔

心自己可能得到乳癌或黑色素瘤，最好避免攝取酪胺酸，這兩種癌症屬於同一種類型，而黑色素瘤可能會很難治療。有些人擔心酪胺酸可能會使得黑色素瘤變得更加嚴重。

Q 網路上提到的那些「碘轉運體」是什麼東西？

根據碘專家的說法，所謂轉運體就是我們的身體用來從血液中捕捉碘，使它能被身體所吸收的那些組織。可惜，日子久了之後，這些組織可能會受到汙染物的損害（就像生鏽一樣）或者變得愈來愈少，使得身體逐漸缺碘；為了使這些負責吸收碘的組織能夠復原，我們必須補充碘並同時攝取抗氧化劑。

有許多元素會爭奪那些負責吸收碘的受體。鹵素類的元素都會受制於一種名叫競爭性抑制的機轉；溴因為在環境中非常普遍，通常會贏得這場競爭，但氯、氟和較不為人所知的砈也可能會使得那些非常搶手的受體無法吸收到碘。

只要溴控制了這些受體，人體就會缺碘，因此我們的目標是擊敗溴，把它趕走，好讓碘能夠被人體吸收。

Q 我第一次做碘負荷檢測時，飽和濃度是七十五％。服用碘劑三個月之後，我又做了一次，結果飽和濃度降到五十％。為什麼我體內的碘濃度反而降低了呢？

我們認為第一次的檢測可能反映出你的碘轉運體萎縮了。等到

碘修復了這些負責吸收碘的身體組織時，問題就解決了。在我們的碘調查計畫中，我們蒐集了許多乳癌病患服用碘劑的資料，有些人在服用碘劑三個月之後，再做第二次檢測時，碘濃度反而會比第一次測試時更低，有可能會從七十五％降到五十％，但第三次檢測的結果則會升高。

在碘研討會中，有一位醫生提到他自己和一些病患在做碘負荷檢測時也有這種現象。這似乎意味著他們體內負責吸收碘的組織並沒有發揮功能，因此他們吃進去的碘並沒有被那些組織所吸收，而是直接隨著尿液排出去了，以致檢測時所得到的數值並不正確。這就像是水流過一塊徹底乾枯的海綿一樣，除非海綿恢復溼潤柔軟，否則它是不會吸收水分的；那些負責吸收碘的組織可能萎縮了，要等它們得到了滋養才能再度發揮功能。

一旦碘和其他抗氧化劑開始修復那些吸收組織，碘負荷檢測的結果就會顯示出身體吸收了多少碘，這時，碘飽和濃度的數值就會比較準確。

如果遇到病患明顯有缺碘的現象，有些醫療保健人員即使在過了三個月之後也不會馬上開始檢測病人的碘濃度。

Q 有沒有什麼檢驗方法可以測出我的身體是否正有效的吸收碘？

已經有人研發出一種新的檢驗方法，名叫唾液／血清碘比率測

試。方法是拿二十四小時尿液（收集二十四小時之內每次排出的尿液）中的碘濃度分別和血液以及唾液中的碘濃度做個比較。你可以請教你的醫生，看你是否可以做這種測試。測試的方法請參見以下網址：http://www.Optimox.com/pics/Iodine/IOD-13/IOD_13.htm

Q 我可以在乳房上塗抹碘劑嗎？

用刷子把魯格爾碘溶液直接塗抹在乳房上以緩解乳房疼痛的做法已經有至少一百五十年的歷史了，有些婦女在手邊沒有魯格爾碘溶液時，也會用碘酒來代替。根據許多人的經驗，如果把碘劑滴到手心，和荷荷巴油或葡萄籽油等油類混合後再塗抹，就比較不會對乳房造成刺激。

請注意：碘可能會使得衣物被染色，因此妳在塗抹時千萬不要穿著妳最喜歡的胸罩。如果造成了汙痕，通常只要在上面塗抹一層維他命 C 粉調成的糊就可以去除了。

Q 什麼是舟橋村法（魯格爾碘溶液與黃體素法）？

舟橋村法（Funahasi Method）是草根碘運動所發明的一種方法，其目的在使乳房囊腫得以更快速的縮小，它更精確的名字應該是「魯格爾碘溶液與黃體素法」。這個方法和舟橋村博士毫不相干，之所以取這個名字是因為：病患彼此之間在交流時都證實，舟橋村博士所做的一些實驗對婦女頗有助益。

舟橋村博士發現黃體素會提高動物的腫瘤部位對碘的吸收率，從而使得腫瘤縮小。在實施魯格爾碘溶液與黃體素法時必須有一位懂得生物同質性荷爾蒙（bioidentical hormones）的具備用碘知識的醫療人員從旁指導。

魯格爾碘溶液與黃體素法的內容包括：在乳房部位塗抹少量的黃體素和魯格爾碘溶液，直到囊腫消失為止，除此之外，病人還需要同時口服五十毫克的魯格爾碘溶液或Iodoral碘片。除了乳房之外，黃體素也可以幫助卵巢和子宮等仰賴荷爾蒙的組織吸收碘（請參見Brown-Grant and Rogers, 一九七二）。

Q 那前列腺呢？

一百多年來，碘一直被用來治療前列腺的疾病。近年來，有愈來愈多的報告顯示，魯格爾碘溶液與Iodoral碘片能夠減少良性前列腺疾病（BPH）的症狀。曾經有一個已經服用五年碘劑的八十歲老先生告訴他的醫生說，他一個晚上只起來尿尿一次，然而醫生並不相信，還說他肯定是記錯了，「因為沒有任何一個八十歲的男人一個晚上只起來一次。」

Q 局部塗抹法對前列腺也有幫助嗎？

有些男人發現把魯格爾碘溶液塗抹在睪丸上，效果不錯，但得用油稀釋以避免刺激。

Q 什麼是T2T法？

就是「從睪丸到睪丸法」（lesticle-to-testicle method），指的是把碘塗抹在皮膚上的一種方法。它是因網路上的一位署名T2T的碘愛用者而得名，他曾經嘗試用二十滴魯格爾碘溶液塗抹在一側的睪丸上，第二天晚上再塗抹在另一側的睪丸上，如此輪流塗抹，藉以增強性功能。

後來，另外一位愛用者G把這個方法加以改良，做法是在碘溶液中加入葡萄籽油以避免刺激皮膚並增進吸收率，其他一些男士也嘗試了這種方法並且都說效果很好。不過，就像所有保健方法一樣，請先請教你的醫療保健人員再實施。

Q 還有別的參考資料嗎？

請參見第四篇「實用資源」中「碘負荷檢測」的部分。

Q 補碘會有什麼副作用嗎？

就像任何其他營養素一樣，人們在補充碘劑時偶爾也會產生副作用。但我們必須了解：這些副作用大多都是因為**碘把溴和其他毒素排出的速度超過肝腎的負荷所致**。通常只要採用鹽負荷法就可以解決這類問題。

請參見第四篇「實用資源」中的〈溴化物和其他毒素的排毒症狀與因應策略〉，當中詳列了排毒症狀和因應措施。

Q 碘的輔助營養素有哪些？非吃不可嗎？

碘的輔助營養素包括特定劑量的維他命C、菸鹼酸、核黃素和鎂，再加上鹽負荷法。根據許多病患的說法，這些營養素會提高碘的吸收率。至於每一種輔助營養素的劑量，請見「實用資源」篇。

Q 實施鹽負荷法時，使用精鹽和粗鹽有什麼差別？

具備用碘知識的醫療人員都會建議使用未經加工、漂白、精製的鹽，因為它們不會含有抗結塊劑或漂白劑。這種鹽有時被稱為賽爾特鹽或海鹽，Redmond's Real Salt是很多人愛用的一個牌子，但全世界各地還有許多未經加工和精煉的「美食」鹽。攝取粗鹽是在服用碘劑期間補充輔助營養素的策略之一，和實施鹽負荷法是兩回事。補充攝取鹽分似乎對腎上腺有益，許多補充粗鹽的病患都說他們感覺自己的身體變得更好，這或許是因為粗鹽裡有許多市售精鹽所缺乏的礦物質所致。

Q 為什麼我的醫生開了碘片給我吃，卻從來沒有叫我喝鹽水或吃輔助營養素？

有很多醫療保健人員並不了解補碘方針，他們甚至可能不知道開立碘劑給病患時是需要遵守一些原則的。除此之外，他們或許也沒有讀過碘計畫中的論文、補碘方針或布朗思坦博士所寫的相關書籍，也從未詢問過網路使用團體的意見。

事實上，只要花兩三個星期瀏覽一下任何一個使用者社群，就可以了解為什麼服用碘劑有時候並不像服用藥丸那麼簡單。服用碘劑的人士所面臨的最大問題是，大家普遍認為碘劑沒有什麼學問可言。

Q 我有高血壓，必須限制鹽分的攝取，鹽負荷法聽起來挺嚇人的。該怎麼辦？

如果粗鹽和水的比例適當，應該不會造成任何問題，水的作用有點像是利尿劑。但實施這種方法時，務必要請教一位具備用碘知識的醫療人員，並閱讀布朗思坦博士所寫的《用鹽保健康》。

Q 我有必要終身服用碘劑嗎？

據我們所知，服用碘劑的時間必須長到足以補充並維持身體組織裡所貯存的碘量，但由於我們經常暴露在含有溴的環境中，因此這段時間可能會很長。有些人在服用了幾年之後、碘負荷檢測的數值達到九十％的濃度時便逐漸減量了。

一般的原則是：只要想維持健康並保護自己免於每天所接觸到的毒素（如溴）的汙染（這些毒素會干擾身體機能），就可以服用碘劑。我在後面的篇章中將會討論避免暴露在含溴環境中的重要性。

Q 在服用碘劑時，最應該注意的事項是什麼？

在補充碘劑時，你應該清楚自己的身體狀況。如果你了解整個

過程，也知道應該採取什麼策略，你就會有心理準備，並且知道該如何因應可能發生的狀況。

這個問題的答案因人而異，但根據我們和成千上萬服用碘劑的人上通信所得到的資料，鹽負荷法（定時攝取某個劑量的鹽水）是最能夠緩解排毒症狀（當碘將身體細胞中的溴化物和其他毒素排出去時所表現出來的症狀）的一種方法，我曾看過我的家人在喝了鹽水後不到半小時，腦霧或頭痛的現象就消失了。鹽水法已沿用了一百多年，在波斯灣戰爭中，美國陸軍士兵為了避免受到神經毒氣的攻擊，曾服用一種名為溴化吡啶斯的明（Pyridostigminc bromide）的藥物，但後來卻因而發生溴化物中毒的現象。當時軍方便是使用鈉溶液靜脈注射的方式來處理──參見碧翠思‧戈倫博士（Beatrice Golomb）所寫的「與波斯灣戰爭疾病有關的科學文獻總回顧」（A Review of the Scientific Literature As It Pertains to Gulf War Illnesses）。

||||||||||||||||||||||||||||||||||||||||||||||||||||||||||||||||||||||||||||||||||||||||||||||||||||||||||||||||||||||||||||

　　我要不厭其煩的再次重申：我們乳癌選項基金會的碘調查計畫的人員研發出了一種脈衝式劑量調整法來緩解排毒症狀。這個方法是停止服用碘劑達四十八小時（但這段期間仍須照舊喝鹽水並攝取輔助營養素），以便讓腎臟裡的毒素可以排空。

||||||||||||||||||||||||||||||||||||||||||||||||||||||||||||||||||||||||||||||||||||||||||||||||||||||||||||||||||||||||||||

Q 如果我目前正在服用甲狀腺藥物，還需要補充碘嗎？

有些人認為甲狀腺藥物會使得身體代謝碘的速度變得更快，所以如果你目前正在服用甲狀腺藥物，就更加需要補碘。

Q 碘會影響身體的哪些部分？

身體裡的每一個細胞都有碘。有些器官需要的碘比較多，然而，究竟每個人身體的哪個部分可能需要較多的碘，那就很難說了，因為有些人可能是乳房的部位明顯缺碘，有些人則是表現在皮膚或其他器官上。

更多有關碘的故事

蘇 ⋯⋯ 體力恢復了，乳房變軟了，皮樣囊腫消失了

我是女性，今年四十五歲。我是在Curezone碘論壇的網站上聽說了有關碘的種種。我心想既然那個網站上有這麼多人已經服用了好幾年的碘劑，這東西應該沒有什麼害處吧！於是我便開始嘗試補碘，看看我的乳房硬塊是否會因此而改善。

當我第一次服用五十毫克的Iodoral碘片時，腦筋突然變得非常清楚——那並不像是咖啡因所帶來的效果，而是一種頭腦很清醒的感

覺。我之前從來沒有意識到自己那麼遲鈍，由於我是個作家，因此腦力的提升對我蠻有幫助的。

大約過了三個月之後，我的乳房開始變得比較柔軟，這讓我鬆了一口氣，我原本很擔心乳房持續發炎可能會導致癌症。此外，我的皮膚也變得比較好了，同時，先前腰上長的一個皮樣囊腫也消失了。

敏蒂 …… 葛瑞夫茲氏症的症狀改善了

大約一年前，我被診斷出得了葛瑞夫茲氏症（Graves' disease，甲狀腺機能亢進症最常見的一種），幾個月之後，我的右眼開始腫脹，而且眼球有略微突出的現象。最近我開始每天服用二十五毫克的Iodoral碘片，再加上維他命C、鎂、硒和海鹽。我注意到我現在的脈搏已經從八十八降到七十八，而且我不再需要長達九個小時的睡眠了。

法蘭克 …… 前列腺炎好轉，夜尿次數變少，頭髮也長出來了

我之前從來沒有在別的地方發表我的心得。碘劑治癒了我的前列腺炎。之前我的症狀是小便量少而且排尿不順暢，每天晚上都至少要上三次廁所，後來我開始服用碘劑，但為了避免出現排毒現象，我一開始每天只服用二分之一毫克的碘劑，然後逐漸增量，四個月之後才變成每天五十毫克。服用碘劑三個月之後（當時我每天服用二十五

毫克的碘和必要的輔助營養素），前列腺的毛病就很明顯的逐漸好轉了。四個月後，當我開始每天服用五十毫克的碘時，我的前列腺炎就完全消失了。現在我每天晚上只起來一次，有時甚至一整個晚上都不用起來，小便也變得量多且順暢，讓我感覺人生真是美好！

除此之外，我的頭髮也似乎慢慢長回來了。

夏琳 ┄┄ 由自體免疫抗體所造成的甲狀腺機能減退症消失了，乳房掃描的結果從高風險的第四級降到第一級

我想分享我的成功經驗，以鼓勵你們繼續宣揚Iodoral的種種。我有甲狀腺機能減退症，過去三年來一直在看一位從事全人醫療的醫生。由於我有甲狀腺抗體，乳房也有狀況，再加上住在密西根州（美國的甲狀腺腫地帶），因此他要我服用Iodoral（每天五十毫克）。

兩年前我第一次做熱掃描（紅外線乳房攝影）時，有一側乳房的乳癌風險是第四級，把我嚇得半死！

後來我的醫生增加了碘的劑量，並要我服用葡萄糖酸鈣（Calcium D-glucarate）及六個月份的葡萄糖蘿蔔硫苷（Oncoplex）。六個月之後，我的熱掃描結果就降到了第三級，經過一年半後，更降到了第一級──兩側乳房都正常了！不僅如此，我的血液裡也檢查不出甲狀腺抗體了，讓我開心極了。我很感謝老天，也會繼續服用Iodoral及我已持續服用幾年的ATP輔因子。

瑪莉安

> 嚴重的膀胱問題和膀胱疼痛、不孕、基礎體溫過低、月經不規則、乳房纖維囊腫、卵巢囊腫、情緒不穩定、能量低落……都已經逐漸好轉

　　我相信我從開始有月經（當時我才滿十歲）的時候就已經缺碘了。最初我有嚴重的經痛，經血量也很多，後來幾年我的月經開始變得很不規則（有時一連好幾個月都沒有月經），並且有卵巢囊腫、體重過輕、基礎體溫過低、血壓和血糖都太低及心跳過慢的現象。

　　有一段期間我一直無法懷孕，直到我設法把體重增加到四十七公斤（二十四歲，身高一百六十三公分，中等個子）之後才有了喜訊。但在懷孕和哺乳之後，我又得了很典型的甲狀腺毛病。

　　十八歲時，我首次出現膀胱感染的現象，之後我的生活就宛如一場惡夢，不僅膀胱反覆感染、屢屢被誤診，而且膀胱頸還長出了息肉，使我不得不接受一些極端且痛苦的治療，還吃了許多的抗生素。那種痛苦的程度有時簡直讓我想要自殺。

　　現在我發現像我這樣的膀胱問題也是缺碘的症狀之一，補充碘不僅能消除致病的原因，也可以治療膀胱問題和感染的現象——包括尿道和膀胱痙攣，我猜想這些痙攣現象可能類似男人的前列腺疾病。

　　有幾次我的尿道痙攣得很厲害，使我根本尿不出來，最後不得不衝到急診處去緊急導尿，否則我的膀胱就會爆炸——可想而知，當時導出來的尿液簡直就像血水一樣。

現在我發現這些問題都和缺碘有關，雖然才服用了十天十二·五毫克的碘（碘化物），但我的膀胱和尿道已經變得比較舒服了，這是幾年來不曾有過的現象。此外，我的心情和體力都變好了。

莫妮卡 — 罹患佩吉特氏病（乳頭及乳暈之癌性炎症），三個月之內就好轉了

二○○九年時，內分泌科醫師看了我的TSH測試結果（我已經沒有甲狀腺了）後就決定降低我的甲狀腺藥物劑量，結果卻使得我的整個內分泌系統為之大亂。大約就在此時，我告訴那位幫我做例行乳房X光攝影和全乳房超音波檢查的醫師，我的乳頭有掉屑的現象。

二○一二年時，我的乳頭還是一直掉屑（我以為是溼疹），讓我很煩，於是我去看皮膚科醫師。後來那幾個月當中，她開了好幾種不同的藥膏給我擦，但症狀只是暫時消失，之後又再度復發。最後，她要我做切片，二○一二年七月五日，切片結果出爐：我得了佩吉特氏病（Paget's disease）。

根據那次的檢驗報告：我的S-100 染色結果顯示我的表皮和真皮層都有蘭格漢氏細胞（Langerhans cells），細胞角蛋白染色結果呈陽性，cytokeratin-7染色結果為局部陽性，雌激素受體染色也同樣是局部陽性。黃體素受體染色結果是局部弱陽性，巨囊性病的液狀蛋白（gross cystic disease fluid protein）染色結果是陰性，Mart-1染色結果

為陰性，CEA染色結果則是強陽性。兩個星期後的另外一次檢驗確認了這個結果。

於是，醫師立刻讓我去做磁振造影檢查（MRI），因為乳房X光攝影和超音波的檢查都沒有什麼異狀。磁振造影的結果顯示我的乳頭有不對稱扁塌、乳暈浮腫、反差增強的現象，吻合佩吉特氏病的診斷。乳暈附近並沒有看到腺管內癌的現象。右側一塊圓形的一・一×○・八公分的腋窩淋巴結看起來有些可疑，此外，還有大約十五個分散各處的囊腫。右側乳房前面一塊面積大約六×四公分的皮膚有不正常增厚和增殖的現象。

不過，右側乳房乳暈附近卻沒有明顯的非腫塊狀增殖現象，不足以顯示有廣泛的乳管原位癌。

診斷結果出來後，我立刻被轉到外科。當時我只有兩條路可走，第一，先做乳房局部切除術，之後再進行重建並接受放射線治療。第二，將乳房完全切除。

我有服用天然荷爾蒙保健品的習慣，因此為我做乳房X光攝影的醫師希望我能做兩側的乳房切除術。我的腫瘤科醫師也有同樣的看法，其他兩位醫師也要我把乳房切除，但我決定照自己的意思來。

二○○九年的那次事件讓我花了很長的時間才慢慢恢復健康，在那之後我做任何決定前一定會先研究看看有沒有替代方案。我知道我的免疫系統還沒有完全恢復正常，因此並不適合做放射線治療。

自從二○○九年以來，我就一直接受一位傑出的營養師和一位

自然醫學醫師的指導，並且一直在服用碘劑，但劑量只有兩百二十五微克而已。我的診斷結果出爐後，過了大約一個月，我開始服用三十七‧五毫克的Iodoral碘片；兩個星期後，劑量增加到五十毫克，一直到今天都是如此。此外，在診斷過後的大約一個月，我開始在營養師的指導之下用魯格爾碘溶液塗抹我的乳房。

剛開始時，我是用棉花棒沾了碘液之後直接塗抹，後來我聽說可以用油稀釋，因此我現在是用椰子油混合之後再塗抹。九月時，我的碘負荷檢測的結果顯示我體內的碘飽和度已經達到百分之百。

之後，我的乳房發生了奇妙的變化。最初，那個部位看起來很可怕，有一大片一大片黑黑的死皮逐漸剝落，不到幾個月，我的乳房看起來就蠻正常了，只有乳頭的顏色還不太對。我希望在我持續使用碘劑、改變飲食並且把毒素排掉之後，我的病情可以被控制住，但這要以後才會知道。目前我感覺很好。

2012年8月（之前）　　　　　2012年10月（之後）

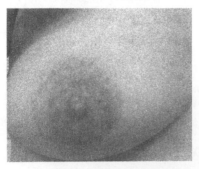 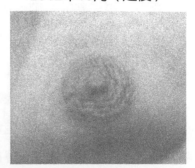

圖3　莫妮卡的佩吉特氏病在使用碘療法前後的模樣

常見問題五
使用碘劑後會發生什麼事？

1. **記得碘和溴會彼此競爭嗎？** 當你所補充的碘在你的血液中累積時，由於碘和溴彼此會搶奪同樣的受體，因此碘會把溴從受體上趕走，使得後者進入血液中。這時溴就會像逃脫的老鼠一般在你的身體裡四處亂竄，尋找一個新的地方落腳。如果這些被趕走的溴經由腎臟排出的速度不夠快，它就會留在血液、甲狀腺、腦子和皮膚等等地方，這時你可能就會出現一些症狀。

2. **陸續出現的排毒症狀：** 碘也有抗病菌、抗寄生蟲、抗真菌和抗病毒的作用，而且還可以排除各種金屬。因此，當碘把溴化物趕出你的身體組織時，可能會同時發生好幾種排毒症狀。

3. **溴化物的鎮靜作用：** 溴化物也有鎮靜作用，在二十世紀初期曾經被用來當做鎮靜劑。因此如果你吸收那些被碘排除的溴的速度大於它排出的速度，就可能出現頭痛、倦怠或流鼻水等症狀。此外，你可能也會有腦霧的現象或鎮靜感，這可能是因為原本悄悄待在你的身

體組織裡的溴一下子被趕到你的血液裡，讓你感覺昏昏沉沉的。本書第四篇「實用資源」中有比較完整的與碘有關的排毒症狀表。

4.**情緒上的改變**：有些人的情緒會變得不太穩定。根據過來人的經驗，當這些症狀讓你很不舒服的時候，只要停止使用碘劑並採用鹽負荷法就可以有效緩解。

有時候（但並不一定會發生）溴化物和其他毒素會「卡住」。 當被趕出來的溴化物、細菌屍體和金屬排出體外的速度不夠快時，似乎會在半路上被「卡住」，使你出現一些症狀，這時你必須加強排毒，好讓那些被卡住的溴化物能夠鬆脫，進入你體內的排毒管道（例如肝、腎）。

根據經驗，**鹽水和維他命 C 有助溴化物排出體外**，有些人則說服用五百毫克的菸鹼酸或ATP輔因子也有幫助。事實證明，鋅能改善皮膚的問題。Curezone Iodine Forum和The Yahoo Iodine Group的成員都發現肝臟等排毒管道應該清理乾淨才行。至於其他的排毒策略（例如洗三溫暖、排毒方子和藥草）請參見這兩個網路社群的資訊。

請記住：排毒是一件好事。把毒素排出去會讓我們的器官變得更強壯並且使得碘和其他營養素更容易被吸收。不過，我要再強調一次：不是每個人都會出現排毒症狀。

若想知道更多與碘有關的溴化物和毒素排毒症狀，請參見本書的「實用資源」篇。

更多有關碘的故事

吉姆 ┈┈ ⟮ 睪固酮增加了 ⟯

　　碘確實會促進睪固酮的分泌。自從我在十二個月之前開始服用碘劑以來，根據我每個月的驗血報告，我的游離睪固酮和總睪固酮濃度已經增加了六十％，不過距離我這個年紀的正常範圍還有一段路要走。我目前每天服用一百毫克的碘劑。

　　毫無疑問的，碘是最重要的一種成分。剛開始時我非常保守謹慎，每天只服用一毫克的碘，但直到我把劑量增加到五十至一百毫克時，我才感受到明顯的改變。所以，只要排毒的症狀還在可以控制的範圍內，你不妨盡快提高劑量。

　　除了碘劑之外，我同時也有服用其他輔助營養素，像是蒺藜、葫蘆巴、透納樹葉（damiana，又名達米阿那）、西洋參和瑪卡（maca，又名祕魯人參）。

霍華 ┈┈ ⟮ 心律的毛病（心房顫動）改善了 ⟯

　　自從得過幾次萊姆病（Lyme Disease，人畜共通傳染病，由受感染的壁蝨叮咬所致）之後，將近二十年來我一直都有心房顫動的毛病。在服用了幾個月的碘劑（每天五十毫克的Iodoral碘片）之後，有一回我的醫

生在聽診之後說道：「今天你的心跳似乎挺平穩的。你有在做什麼不一樣的事情嗎？」

我說我有服用碘劑，但他並沒有把它當回事。

後來我回診時，他再次表示我的心跳變得平穩多了，而我也再次告訴他我唯一做的改變就是服用Iodoral。他聽了之後表示他會開始研究碘和心房顫動的關係，經過一年的研究後，他現在經常開碘劑給罹患各式各樣疾病的病人服用。

作者註：**許多研究都顯示缺碘和心血管疾病有關聯。**

葛瑞絲 ⋯⋯ 手腕的疼痛減輕了

十年前，我就已經動過了C5-6脊椎融合手術。但後來情況又變得更加嚴重，我的手腕痛得厲害，而且麻木的感覺開始沿著手臂往上蔓延到我的手肘。不過，後來我開始在手腕上塗抹混合了椰子油的碘溶液，現在我想，我說不定連醫師考慮要幫我做的磁振造影檢查也不需要了！

現在，除了碘之外，我或許什麼都不需要了。今天早上我又擦了一點，現在感覺很好，但當我坐在電腦前使用滑鼠時，右前臂還是會覺得很吃力，希望以後這點也可以改善。

既然碘對我的手臂有幫助，我決定也要在脖子上做過融合手術的部位塗抹一些。我原先是服用低劑量的鈉催銅（Naltrexone），但

因為有倦怠的現象，又聽說碘在這方面很有幫助，而且其他人使用之後也有效，於是我才決定同時使用碘劑。

約翰 ⋯⋯ 過敏的毛病消失了，櫻桃狀血管瘤也減少了

自從上個星期一開始，我就持續服用碘劑，並塗抹加了碘的Ponaris鼻部潤膚膏以及含碘的Miracell耳朵護理油，現在我已經不需要任何過敏藥物了。儘管春天的花粉數量愈來愈多，我的過敏症狀卻一天比一天減輕，我需要擦Ponaris的次數也一天比 天少。

在過去，即使花粉數仍在少量／中量的時候，我就會開始有症狀。根據本地的花粉預報，下星期的花粉量將會到達很高的程度，到時我就可以更清楚過敏改善的程度。目前我並沒有整天把自己關在家裡，門窗緊閉，並一天到晚開著空氣清淨機，而是讓窗戶敞開，也會跑到室外去──當花粉量到達中等程度以上時，我可能還是會把門窗關起來並且打開空氣清淨機。

我之前提過自從四十五、六歲之後就有一些小顆的櫻桃狀血管瘤，還有幾顆比較大的。現在，有幾顆最小的血管瘤已經乾掉，並且在我一邊淋浴一邊用毛巾擦身體時就剝落了。有鑑於此，我開始用碘酒塗抹比較大的那幾顆櫻桃狀血管瘤，看看它們會有什麼變化。此外，我在布朗思坦醫師所寫的一本有關鹽的書上看到他建議大家在洗澡水中加入海鹽和過氧化氫，以便讓皮膚排毒。我也打算試試看。

潔西 …… 掉髮的現象停止了，體溫也變得正常了

目前為止我注意到的最大好處是：洗頭的時候不再掉髮了。另外，我的體溫也升高到接近正常的程度。我的肚子上有一些多餘的肥肉，摸起來冷冷的，一位中醫師告訴我它應該是溫溫的才對，我曾經試著讓這些肥肉變熱，但一直都不成功，直到我開始使用碘劑為止，現在它摸起來暖烘烘的。希望這意味著假以時日它可能會消失！

貝琳達 …… 乳房疼痛和甲狀腺機能不全的毛病消失了，體重也輕了二十二‧五公斤

謝謝你們讓我認識碘。我在五十四歲時，乳房硬得像石頭，體重也超標二十二‧五公斤，醫師診斷出我有甲狀腺機能不全的毛病，但他開的藥物對我都沒有什麼效果，後來，我又被診斷出得了乳癌。我之所以開始服用Iodoral碘片是因為我的整合醫療醫師要我補充一些營養品，而碘是其中最主要的一項。

剛開始的時候，我省略了鹽水法，於是就出現了腦霧的現象，開始實施鹽水法之後，腦霧便消失了。我的體重也逐漸變得正常，我高興極了，因此有一回我邀請一些女性朋友來參加我的生日宴會時，我就買了一些小瓶的Iodoral送給她們。現在我甚至會對陌生人宣揚碘的好處，因為它改變了我的生命。

Chapter
10
常見問題六
服用碘劑會有什麼副作用？

Q 第一次服用碘劑時如果發生任何副作用，該怎麼辦？

1. **鹽負荷法**：百多年來，人們一直使用鹽負荷法來將溴化物快速排出體外。當波斯灣戰爭的士兵為了免於神經毒氣的傷害而服用溴吡啶斯的明，以致出現溴化物中毒的現象時，美國軍方便是以靜脈注射鹽水的方式為他們解毒。

   鹽水能夠「捉住」從組織中被趕出來的溴化物，使它無法回到身體組織中。如果你實施鹽負荷法，應該就可以避免大部分的溴化物排毒現象。

   有些醫生甚至建議病人在開始補充碘劑之前就先進行鹽負荷法。關於鹽負荷法的處方，請參見本書第四篇「實用資源」。

2. **減少碘的劑量，然後再慢慢增加。**

3. **脈衝式劑量調整法。** 這是指停止服用碘劑四十八小時，以便把腎臟和其他排毒管道清乾淨，然後再重新開始。許多服用碘劑的人都發

現這一招非常有效。有些人甚至說他們在四十八小時的休息期結束後體驗到一種飄飄然的感覺。

Q 什麼是粗鹽？

所有在標籤上印有「未經加工」或「未經精煉」字樣的鹽都是粗鹽。Redmond's Real Salt和賽爾特海鹽是很有名的兩個牌子，Trader Joe有賣一種沒有精煉過的法國粗粒海鹽，也很不錯。至於為何鹽是如此重要的一種營養素，雖然效果強大卻備受誤解，請上http://www.DrBrownstein.com這個網站去閱讀布朗思坦博士所撰寫的〈用鹽保健康〉（*Salt Your Way to Health*）。

Q 我在補充碘劑時，如果有實施鹽負荷法，還需要遵照補碘方針的建議，服用半茶匙的粗鹽嗎？

碘醫師和Yahoo Iodine Group都強烈建議額外補充半茶匙的粗鹽。這些鹽有助腎上腺的運作，也可以讓其他營養素發揮更好的功效。

Q 在補充碘劑時如果出現副作用，該怎麼辦？

在補充碘劑時務必要有一位具備用碘知識的醫療人員從旁指導。他一定要懂得如何使用鹽水和輔助營養素，也必須知道脈衝式劑量調整法（停止使用碘劑四十八小時）往往可以有效緩解排毒症狀。請參見本書第四篇「實用資源」中的鹽負荷法。

Q 我只要服用超過十二‧五毫克的碘劑，人就會變得懶懶的。這是怎麼回事？

如果你了解補充碘劑的原理，並且有醫師從旁指導，就會比較知道該如何因應可能出現的排毒症狀，請參考第四篇「實用資源」中有關鹽負荷法的部分。通常只要喝鹽水（鹽負荷法）並且停止使用碘劑兩天，就可以消除任何倦怠或腦霧的症狀，這是成千上萬使用碘劑的人士的親身體驗。

Q 兩個星期之前我開始服用碘劑以治療我的乳房囊腫，現在我的乳房感覺愈來愈敏感，一碰就痛。但結果不是應該相反才對嗎？

在那些參與乳癌選項的「碘劑調查計畫」成員中，少數人有暫時性乳房敏感觸痛的現象，但我沒聽說過任何人在服用碘劑並同時攝取輔助營養素好幾個月之後還有這種的現象。我相信一定有某些婦女的乳房對碘劑沒有反應，只是我到目前為止尚未聽說這類案例。

我們認為有些婦女的乳房在缺碘一段時間之後會出現暫時性的腫脹，以便儘可能的捕捉碘，我們稱之為匱乏後效應（post scarcity effect）；一旦乳房習慣了充足的碘之後，腫脹的情況自然就會消失。這個理論所根據的是人體在遭遇其他種類的營養素（或熱量）的匱乏時為了適應環境、求取生存而出現的反應模式，但是否如此目前仍有待證實。

Q 在補充碘劑一個星期之後，我在吞嚥時感覺怪怪的。這是怎麼回事？

有一部分的病人發生過這樣的狀況。目前我們仍不清楚腫脹的現象是身體組織重整、排出溴化物毒素的結果，還是匱乏後效應（甲狀腺為了防範日後再度缺碘，便盡量快速而大量的捕捉碘）。如果是後者，則當甲狀腺知道以後會有源源不絕的碘供它使用時，腫脹便會逐漸消退。你可以請教一位具備用碘知識的醫療人員。

Q 服用碘劑後，我的驗血報告中的鐵蛋白數值下降了。為什麼會這樣？

我們聽過好幾個鐵蛋白數值下降的案例，確切的原因並不清楚。一般相信這可能是因為碘恢復了身體新陳代謝的速度，從而使得身體所消耗的鐵比平常更多的緣故。Yahoo Iodine Group建議這時可在飯後服用綜合維他命 B 以及Floradix Iron ＋ Herbs，直到鐵蛋白的數值變得穩定為止。

Q 我是因為甲狀腺的問題才服用碘劑，但我的家庭醫生說我的TSH驗血報告顯示它讓我的甲狀腺機能減退了。

有許多補充碘劑的人士都有TSH驗血報告數值上升的現象，這並不一定表示你的甲狀腺機能減退了。TSH報告數值的變化可能意味著你的身體因為要適應這麼多珍貴的碘而發生了一些變化。通常游離的

T3和T4都會在正常的參考值範圍。TSH數值升高可能是另外一種匱乏後效應，因為你的身體正在製造更多可以吸收碘的組織，以便吸收這些新來的大量的碘。你的醫師應該閱讀傅雷查醫師所撰寫的一篇文章：Orthoiodosupplementation in a primary care practice，尤其是其中的第五段。

攝取ATP輔因子也有助TSH回到正常值。

Q 碘治好了我的乳房疼痛。但我的家庭醫生看到我的TSH檢驗報告後就開甲狀腺荷爾蒙給我服用，現在我的乳房又開始痛了。這是怎麼回事？

我們偶爾會聽到這樣的案例：醫生開了甲狀腺荷爾蒙後，乳房纖維囊腫又復發了。原因似乎是額外的甲狀腺藥物會提高甲狀腺代謝的速度，使它需要更多的碘，因此，做為主要調節器官的甲狀腺可能會把血液中那些原本要送往乳房的碘「偷走」。傅雷查醫師對長期使用甲狀腺藥物的病人所做的一項研究發現，這些病人比較容易罹患乳癌（Kapdi and Wolfe, 一九七六），當然，這些婦女並未服用碘劑來滿足代謝率提高的需求。不過，光是一項研究還不足以下定論。

當病人因為暴露在太多的甲狀腺荷爾蒙下同時又沒有得到足夠的碘而再度出現乳房疼痛的現象時，就更加證實了「偷碘理論」的可能性。關鍵在於你要請一位有經驗的具備用碘知識的醫療人員，鑑定你的甲狀腺的真實狀況。

更多有關碘的故事

乳癌倖存者薇歐蕾 ── 剛出現不久的乳房鈣化現象（這往往是乳癌的前兆）消失了

我最近前往澳洲中部時曾隨身帶著碘的滴劑。

我的乳房有一個部位出現癌症前期的跡象，但因為怕痛，我一直沒有做乳房 X 光攝影。我曾經考慮做磁振造影，但因為我對一般的麻醉藥物過敏得很厲害，而且連 OK 繃這種簡單的東西都會使我長疹子，所以一想到要注射釓元素，我就嚇得不敢做磁振造影了。我的腫瘤科醫師完全能夠了解這一點。

自從二〇〇九年五月之後，我就再也沒有做過乳房 X 光攝影，但我右側的乳房有好幾個密集的部位都有鈣化的現象。去年底時，我的 BS 寄了一封信給我，問我有沒有做乳房 X 光攝影。

後來，我還是做了，因為我知道密集的鈣化現象有可能是良性的，但也有可能是惡性的，於是我便做了一次乳房 X 光攝影（很痛！）。那次的檢查方式和我之前的經驗有些不同，檢查技師一直留在房間裡，沒有離開，所以我們有時間可以聊天。她還讓我在電腦的大螢幕上看我的胸部影像圖，真酷！

我說：「兩側的乳房看起來都很乾淨；我沒有看到什麼不好的東西，像是鈣化組織之類的。妳呢？」

她說：「沒有，看起來的確是很乾淨。那些鈣化現象似乎全都消失了。」

接著她又說：「妳在這裡等一下，我去聽聽放射科醫師怎麼說。」我滿面笑容、胸有成竹的在那兒等著。

後來他們倆人一起過來了，並說：「沒有鈣化的跡象。我們會把這些影像傳給妳的腫瘤科醫師。我相信他的結論也是一樣。」

果真如此！！腫瘤科醫師說我的兩側乳房都非常乾淨，一點問題也沒有……

碘療法確實有效。

感謝BreastCancerChoices.org的人員整理了這麼棒的碘資源……我打從心底感謝你們。

隆妮 ┄┄┄ 靜脈曲張和微血管破裂的現象都改善了

不僅我的靜脈曲張逐漸好轉，連我在二十幾歲時因為受傷而在下巴上留下的一小塊微血管破裂的痕跡也逐漸消失了。

Chapter
11
常見問題七
網路上的碘社群

Q 我在哪裡可以找到討論碘的網路社群？

每一個網路社群討論的重點都不太一樣，反映出每個版主不同的觀點。

以下是最活躍的幾個社群：

The Iodine Workshop Facebook所著重的是二〇〇七年的碘研討會中所提出的原始療法，討論的內容是根據布朗思坦博士的著作《碘：你為何需要它，又為何少不了它》以及本書《缺碘大危機》。主持此社群的版主是研究碘的先驅暨IodineResearch.com的研究員兼編輯琳恩‧拉賽提斯。他們的網址是：http://www.facebook.com/groups/IodineWorkshop。

另外一個社群是由自然療法醫師史黛芬妮‧布伊思特所主持的。他們的網址是：http://www.facebook.com/groups/iodine4health。

Iodine Protocols Facebook這個社群是由卡密（Kami）和凱倫

（Karen）主持。他們把重點放在擴充原始的碘療法並且探討Nascent碘劑和其他不同形式的碘。他們的網址是：https://www.facebook.com/groups/IodineProtocols/。

The Curezone Iodine Forum日前出其原始創辦人當中的兩位——蘿拉和史帝夫負責管理。他們的點閱率已經超過一千萬次！這個論壇針對碘的生化機制以及它對各種不同疾病的療效提供了深刻的觀點，此外，將來如果有人研究草根碘運動的歷史，將會發現Curezone Iodine Forum在其中扮演了一個很重要的角色。

蘿拉蒐羅了無數有關碘的歷史文獻與照片，而且這些都是在別的地方看不到的。這個論壇裡有許多專家都關注補碘議題以及有關碘的研究長達五年以上的時間，當中的成員已嘗試過幾乎每一種碘產品並且也發表了心得。有好幾個「碘寶寶」已經誕生了，他們都是非常聰明、機靈的小淘氣！他們的網站是：http://Curezone.org/forums/f.asp?f=815。

乳癌智庫討論的是碘可以如何用來治療乳癌，是由我主持的。我們將碘視為整套乳癌整合醫療的一部分，並且針對這點來進行討論。我們的網址是：http://Health.Groups.yahoo.com/group/breastcancerthinktank。

其他網路社群有關碘的討論或許也很精彩，但我只能根據個人的經驗擔保以上這兩個主要社群不僅有豐富的經驗，所提供的資訊也有所根據。

更多有關碘的故事

蘇珊 ···· (四十年的牛皮癬消失了)

我被診斷出得了乳癌時，我的整合療法醫師便要我服用Iodoral碘片以防止癌症復發。

過了幾個月之後，我注意到我自從青春期就有的牛皮癬消失了，這是怎麼發生的呢？多年來，我母親帶我去看了許多醫生，想要治好我這個毛病，我們花了一大筆錢，嘗試過十餘種療法，但都沒有什麼效果。我很驚訝我居然得等到自己得了乳癌並且發現了Iodoral之後才擺脫我的牛皮癬。

汪妲 ···· (因乳房纖維囊腫而飽受疼痛所苦)

對我來說，這是個必須慎重處理的問題。兩年前，我距離罹患乳癌的階段已經沒有多遠了，因為之前有很長一段時間我一直有乳房纖維囊腫的毛病，這是乳癌的前兆。

順便一提：目前大約九十％的美國婦女都有乳房纖維囊腫。它表現出來的症狀是乳房有硬塊，同時（或者）摸起來會痛，而且可能會隨著月事來潮而週期性的發作，比較嚴重時，甚至可能一整個月都在痛。

後來，我發現了補充碘劑的方法，效果令人非常驚訝。我原本疼痛、腫脹的乳房組織足足縮小了一個罩杯的尺寸。我的乳房質地完全改變了，變得非常柔軟。

現在，我已經好了九十五％，不知道剩下的部分是否是疤痕組織。不過，這一陣子我沒有補得很勤，實在是太自滿、太狂妄了，所以，我需要重新開始。

Chapter
12
常見問題八
溴為什麼會危害你的健康

提醒：書中所提到的「碘」和「碘化物」這兩個名詞可以互換，除非在必須釐清兩者之間的差異（如碘鹽中的碘化物）時。同樣的，「溴」和「溴化物」這兩個名詞也可以互換。

Q 溴和缺碘有什麼關係？

缺碘有一部分可能是因為溴化物勝出現象所造成。

意思就是：人體之所以會缺碘，根本原因可能是我們接觸到許多與溴有關的化學製品（包括烘焙產品、阻燃劑、殺蟲劑和其他我們所不知道的產品）。這些溴使得我們在飲食中所攝取到的少量的碘無法進入受體。

Q 溴化物勝出現象是怎麼回事？

當我們在環境、職場、醫療或飲食中所接觸到的溴化物使得身

體中的溴濃度高到足以抑制碘酵素的新陳代謝作用時，就可能發生溴化物勝出現象。

補充碘劑可以改變溴和碘之間的競爭關係，使得溴化物被排除，如此就可以削弱溴化物勝出現象，使得碘酵素的新陳代謝恢復到正常的狀況。

Q 我們周遭的環境裡有哪些東西含有溴？

在我看來，我們所接觸到的溴大多來自於一種名叫BFR的含溴阻燃劑，它們存在於地毯、車輛、床墊、室內裝潢、電子產品、兒童的睡衣、窗簾帳幔和其他產品（包括兒童的玩具）。溴化物的粉塵會從這些物品中逸散出來，被人體吸入，並進入我們的血液中。

Q 我平常都會注意食品上的成分標示，怎麼還會吃到含溴化物的食品呢？

為了改良麵質，烘焙糕點時所使用的麵粉通常都含有溴。除非標示上特別註明「不含溴」，否則一般的麵粉都含有溴──我家附近的一位烘焙業者告訴我，她在市面上買不到不含溴的麵粉。**標示上的BVO就是一種溴化物，它代表的是溴化植物油。** 有些汽水和運動飲料就含有溴化物，最著名的含有溴化植物油的飲料就是Mountain Dew。

如果你早餐吃一般的土司，中午吃三明治配上一罐Mountain Dew，在下午五點鐘跑完步之後再喝一罐含溴的運動飲料，那麼你一

整天都吃進了溴,並因此使得你的身體組織缺碘。想知道更多含溴的產品,請參見本書第四篇「實用資源」。

Q 如果溴和溴化物這麼糟糕,為什麼美國食品與藥品管理局(FDA)不乾脆禁用呢?

FDA的一位代表曾經告訴乳癌選項基金會:他們並不認為溴化物會造成什麼問題。

不過,有許多國家都已經禁用溴化物。英國在一九九〇年時禁止在麵包中添加溴酸鹽,加拿大在一九九四年也比照辦理,瑞典則大動作的禁用了含溴的阻燃劑,此後該國婦女母乳中所測出的溴化物就明顯減少了。目前美國有些州正試圖禁用含溴的阻燃劑,各大床墊製造公司也正在改變他們的製程以因應顧客對較安全的床墊的需求。

Q 如果我避開含有溴化物的食物和汽水,那還需要補充碘劑嗎?

就算你不經由口腔攝取食物或氣喘噴劑裡面的溴化物,你仍然躲不開汽車、電子產品、室內裝潢、床墊和地毯中的含溴阻燃劑。

Q 溴會影響人的生育能力嗎?

根據報告,血液中含溴阻燃劑含量最高的那些夫婦最常發生不孕的情況。

Q 溴化物會影響胎兒的性別嗎？

　　根據二〇〇八年七月出版的《環境衛生》期刊，含溴阻燃劑中的多溴聯苯醚（PBDE）和多氯聯苯（PCB）類似，而研究證實體內多氯聯苯濃度很高的婦女比較容易生下女嬰。

　　除此之外，有許多研究顯示溴化阻燃劑會干擾成年人和動物體內的荷爾蒙運作。

Q 含有多溴聯苯醚（PBDE）的溴化阻燃劑會影響胎兒的健康嗎？

　　布蘭妲・埃思卡納琪（Brenda Eskanazi）在《環境衛生展望》雜誌所刊出的一項二〇一二年的研究報告中指出，PBDE會明顯使得胎兒的神經發展出現遲緩的現象：

　　「我們測量了孕婦和孩童體內的PBDE含量，結果顯示母體與孩童體內的PBDE含量如果過高，會降低孩童的小肌肉功能、注意力和智商。」

Q 高爾夫球場和溴化物有什麼關係？

　　高爾夫球場的草坪可能會噴灑一種名叫溴甲烷的殺蟲劑，這種殺蟲劑在許多國家都被禁用了。有人說長島的乳癌罹患率之所以如此之高，可能是因為這些年來那裡的許多座高爾夫球場都受到了溴甲烷的汙染。

更多有關碘的故事

泰德　　在皮膚上直接塗抹魯格爾碘溶液之後，勃起的現象和性欲都改變了

　　請你們一定要繼續攝取碘，因為從裡到外的方法在許多方面都很有效。但從外到裡的塗抹法也會直接對器官產生很大的影響。

　　我最近每天晚上都用二十滴的五％純碘（魯格爾碘溶液應該也可以）塗抹在我的一側睪丸和會陰上，然後第二天晚上再塗抹另外一邊，讓同一側的塗抹時間相隔四十八小時，這樣皮膚就不會變黑。

　　塗抹時有短暫而輕微的灼熱感，但並不難忍受，結果，勃起的現象有了不可思議的改善，精液量也增加了。當我又補充口服的K2-MK4時，就更容易勃起了。

　　當我攝取的劑量在十五毫克時，勃起的現象大有改善，在服用K2之後居然可以長達好幾分鐘，第二天早上醒來時甚至還像青少年一般搭帳篷，只能透過小便來舒緩。奇怪的是，我不得不把每晚服用的K2-MK4劑量減到五毫克，但我已經五十六歲了，所以我猜想如果是年輕人，可能只需要三毫克或甚至一毫克就夠了。

　　我只有在睡覺前才會塗抹碘液。我會拿一支滴管，把它吸滿，然後滴二十滴回瓶子裡，看看二十滴大概到滴管的什麼地方，這樣我就不必每次都坐在那兒一滴一滴的數。就算有幾滴出入也是沒關係的。

我用滴管吸了大約二十滴碘液後，就用滴管由後往前滴在會陰的中央，然後我會很快的用四根手指頭把碘液塗滿整個部位，包括大腿內側、會陰和睪丸的一整側。

第二天晚上，我再塗另外一側，過了四十八小時後，就回到剛開始的那一邊。當然，這段期間我每天也服用大量的碘劑！

有很長一段時間，我每天晚上都這麼做。現在我一個月只做個兩三次。

南西 ⋯⋯ 子宮內膜異位症好了，性生活也恢復了

我今年三十四歲，多年來一直有子宮內膜異位的問題，我看過許多醫生，但經常被誤診或者沒有被診斷出來。不過，在服用了六個月的Iodoral之後，現在我已經一點都不會痛了。

之前在走投無路之際，我只得求助於一位全人醫療兼自然醫學醫師，他立刻測試了我體內的碘濃度，測試的方法很簡單，只需要檢驗唾液和尿液就可以了。結果我體內的碘濃度不到百萬分之一，我想我這個年齡的婦女正常濃度應該是十或十二左右。於是，他立刻要我服用高劑量的碘。

之後，我定期做檢驗，發現我體內的碘濃度逐漸升高，而且我的疼痛現象也消失了！現在我一天只服用一兩錠來保養，而且已經六個月沒有再痛了（因為子宮內膜異位，我還有其他一些常見的與荷爾

蒙有關的毛病，但現在它們也都消失了）。我之前一度對這樣的療法抱持懷疑的態度，但因為實在無計可施，才會開始嘗試。

　　我希望別人可以從這些資訊中受惠，這種療法簡單可行，又沒有侵入性，值得一試，同時，它也沒有任何副作用。你不妨找一位自然療法醫師，但要找那種能夠透過唾液和尿液幫你檢測體內碘濃度的醫師才行。如果你找到的醫師沒法這樣做，那就去找別人，一定要找一個知道自己在幹嘛的人，這是很重要的。

　　你也可以在網路上搜尋有關缺碘的資料，這個時間是很值得花的！我從二十歲出頭就一直因為子宮內膜異位的症狀而受苦，直到兩三年前才被診斷出來。現在回想起來，當初這些苦都白受了。我知道這種毛病會對生活造成多大的干擾，一定要去了解一下補充碘劑的療法，它已經為我創造了奇蹟！

Part
3

發現世上最古老的藥物

碘是從哪裡來的？

挖掘碘的身世

> 如果我們知道自己在做什麼，那就不叫「研究」
> 了，不是嗎？
>
> ——愛因斯坦

布朗思坦說碘是「最受誤解的營養素」。

可不是嗎！既然它如此受到誤解，你該如何了解它？要從哪裡開始呢？我是教社會學與哲學的老師，但從來沒受過一丁點科學訓練，除了具有紮實的專業能力可以做研究，並且吹毛求疵的追索細節外，我根本毫無頭緒。但我可不會因此卻步，既然沒有教科書能告訴我碘是怎麼回事，無論我喜歡與否，都只好捲起袖子自己來。

碘對我的健康是如此的重要，我必須好好研究一番，以了解這個能夠轉變一個人的健康的元素。但我要從哪裡開始呢？有多少事物等待我去發掘？我試著回想過去，每當我遇到超出我能力範圍的事情時是如何學習的？

田野指南嗎？什麼是田野指南？

　　答案就在我八歲那年的夏天。當時我們一家要出遊，於是我的父親就把家裡的小孩塞進汽車裡（車裡裝了足夠用兩個禮拜的海灘裝備），並且給了我一本名叫《海濱生物指南》的書——他知道如何讓我在沿著高速公路行駛的那段漫長車程中保持安靜。書中有一些關於海濱生態系統的精美照片和圖表。

ᴵᴵ

**　　這本書教我如何觀察，如何提問，讓我的好奇心有了一個可以依循的架構，也讓我有了自信。**

ᴵᴵ

　　我從來沒想到大自然是這麼的條理井然。居然有人可以畫一張藍圖解釋大自然的生物所居住的地方，原來，大自然的生物就像人類一樣有個家，但那本指南最棒的地方是：它還列出了實際的步驟，教人如何採集和保存所謂的「樣本」——樣本指的當然就是我走在沙灘上時腳邊那些豐富的物產。

　　根據這本書的說法，在田野中進行考察並搜尋樣本是正統的學習方法。當時，我並不知道有什麼實際的學習方法，我以為老師只會教我們讀書、寫字、算術而已，我以為他們只負責把知識一股腦地塞到你的腦袋裡。這本書的作者之所以稱它為「田野指南」，是因為書

中的重點就是把學生丟到一個陌生的地方，讓他們自己去摸索學習的方法。

這本書教我如何觀察，如何提問，讓我的好奇心有了一個可以依循的架構，也讓我有了自信。一旦你確認了自己的任務，就可以衝到田野展開行動，你可以用望遠鏡、鏟子和放大鏡，但要學習如何打聽、如何觀察；你可以注意看別人如何觀察，但自己也得有觀察的本事，否則，別人就會告訴你你所看見的是什麼東西，而你將永遠透過二手的濾鏡觀看事物。

根據那本田野指南的說法，探索的目的就是搜尋樣本、辨識它們並且了解它們背後的故事。哇，這正是我想做的事情，我想發掘那些海洋生物之間的關係，這種事情能有多難？那本田野指南也不過才兩百頁左右。

如今回想起來，當時有兩件事讓我得以成為今日的我，並從事目前我正在做的工作：

首先，當時我年紀尚小，還保有好奇心，學校裡的課程還沒有讓我喪失學習的熱忱。我喜歡當一個初學者，學習對我來說仍然是一件有趣的事。沒有人說我沒有資格自學。

其次，我要感謝我的父母親，因為他們讓孩子自己去學習，並不加以干涉。

於是，第二天一早，我便穿著泳衣，拿著我的黃色水桶和鏟子，走出海濱小屋的後陽臺，朝著海灣走去。我的母親在後面大聲的

吩咐我：「不要走到水深超過膝蓋的地方。」（每次她和其他那些媽媽不和我們一道去時，她們總是會這麼說。）

開始探索行動

我穿著我的夾腳拖鞋沿著沙灘走去，決心要去尋找田野指南裡的那些海濱生物樣本。

我鏟起了幾個看起來像是拖鞋的貝殼和一些大小有如二角五分硬幣、閃著虹彩的小圓盤，我不確定這些東西是否曾有生命或者是否還活著。書上說要把這些樣本放進裝有海水的桶子裡，以防萬一，但是等我走到那些凸出的岩石所在之處時，我意識到如果我穿著那雙夾腳拖鞋爬上那堆岩石，一定會滑倒；但我還是嘗試了一下，結果腳就擦傷了。

我跑回家去拿我的運動鞋。由於之前我注意到那堆岩石上長著海草和貝類，因此我也向爸爸要了他的那把刮刀，以便把樣本撬起來。接著我便再度走到海灣那兒，這回，我三兩下就爬上了那堆岩石，把上面的帽貝、海草和貽貝撬起來，放進我的塑膠桶裡。我發現那堆岩石中央凹下去的地方有一座小小的潮池，裡面有一些看起來很不一樣的海洋生物，那些生物看起來很乾淨，而且從水中看上去似乎比牠們實際的尺寸更大。

我穿著運動鞋跳了進去，開始撿拾樣本，並且依照書上的指示，把牠們泡在水裡。但是我的運動鞋在那深及小腿的海水中發出「趴躂趴躂」的聲音，還不時會打滑——更何況有些沙子滲進我的鞋子裡，不斷刮著我的腳。我知道我需要換一雙雨靴才行。

　　於是，我穿著運動鞋，拎著裝得滿滿的黃色水桶，趴躂趴躂的跑回小屋那兒。「媽，運動鞋在水裡面不管用，我需要雨靴。」母親把我的運動鞋放在門廊上晾曬，拿出我那雙綠色的、有青蛙眼睛圖案的雨靴。我把桶子裡那些沾滿黏泥的樣本倒進一個搪瓷盆子裡，放在門廊底下的陰涼處，以免牠們死掉。

　　接著，我就穿著我的泳衣和雨靴再度前往海邊。這時已經開始退潮了，我無視其他孩子的眼光，爬上那堆已經沾滿泥巴的岩石，到了潮池那兒，接著便穿著雨靴跳進水裡，開始使出渾身解數，把所有的樣本都鏟起來。但那潮池裡的生物實在太多了，我的玩具水桶根本裝不下。

　　於是，我又回到了小屋，這時我的肩膀已經曬得紅通通了。「琳恩，妳曬紅了。得擦一些面霜。」我的母親說著便走進屋子裡，拿了一罐藍色的東西出來。她把薄荷面霜擦在我的肩膀和臉頰上，「這樣就可以了。妳弄完了嗎？」

　　「還沒，這次我需要一個更大的水桶。」

　　媽媽看起來有點擔心，「更大的水桶？」我到底遇見什麼東西了？為什麼需要一個更大的水桶呢？她當時必然想到了電影〈大白

鯊〉裡面的那個船長，他第一次遇見那條大白鯊的時候曾說：「我們需要一艘更大的船。」

　　但是，她看到了我那興沖沖的模樣，於是在廚房的水槽底下找了一個鋁製的水桶給我，看著我再度出門。那時，太陽已經升得很高了，水面反射著陽光，讓我看得不是很清楚，於是我便一直低著頭，因為我不想再跑回家拿太陽眼鏡。

　　我再次沿著海灣走去。這回我身上擦著面霜，雨靴發出噠噠的聲音，手裡的大水桶搖來晃去的，現在我可準備好了。於是我又爬上那堆岩石，然後跳進潮池。海鷗在我頭上大聲的叫，知道我正在搶奪牠們的午餐，水裡有一隻樣子很可怕的鰻看到我便一溜煙跑走，但我還是鏟了幾隻毛茸茸的海蟹、至少十種不同的海草、一隻斑馬寶螺、一些大西洋舟螺和一個峨螺的殼。我把牠們通通都放進水桶，讓牠們泡在水裡，以免牠們死掉，牠們必須活著，我才能加以辨識。

　　當那鋁製的水桶已經裝得半滿時，我發現我幾乎提不起來，於是，我把其中一些東西扔回潮池以減輕重量，但水桶還是很重。

　　真討厭！怎麼沒有人告訴我一個八歲小孩根本拿不動一個裝得滿滿的十一公升水桶呢？結果，我只好提著一個只有半滿的水桶回家。桶裡裝了各色樣本以及一種看起來很古怪、名叫墨角藻的綠色水草。我走到小屋的門廊那兒時，兩隻手臂已經又痠又痛了，但原本的沮喪已經變成了自豪，我可不要等誰來教我怎麼蒐集樣本，也不要別人幫我把樣本帶回家，更不要等到我確切知道自己在做什麼的時候再

動手。如果我等到我有本事或有力氣的時候再做，就不可能開始了，也不可能知道自己究竟能做什麼。

第二天，我又從海灣帶了半桶的樣本回家，之後又是半桶。當時的我真是如魚得水，不亦樂乎。

那段期間，我每天晚上都會拿那些樣本給我的父母親看，還會複述每一種貝類或生物的名字。

「妳怎麼記得住那麼多名字呢？」我父親問。

「我沒有刻意背下來。」我答道，「我只是在書裡面查了牠們的名字。牠們的照片都在那本田野指南裡面。」

「做得好，寶貝。」他說，「這些東西說不定哪一天就能派得上用場呢！」

又一次田野調查，又一次探險之旅

幾十年之後，當碘徹底改變了我的生命時，並沒有田野指南可以教我如何研究碘的歷史。我展開我的探索之旅時手邊雖有一些線索，但並沒有地圖；有幾本書但沒有任何器物；有一些理論但並沒有可供研究的個案。我從古老的《默克指南》得知碘是十九世紀使用最普遍的腫瘤藥物，同時也被用來治療肺病、甲狀腺種乃至梅毒。但在那之前呢？

● 碘是從哪裡來的？歷史上一定有關於它的器物和資料。

● 它始自何處？

● 人們什麼時候開始使用碘產品？

● 我是不是能像當年蒐集海洋生物樣本一樣找到一些這類的碘產品？

● 有關海草的記錄最早出現在什麼時候？

● 如果碘這麼重要，為什麼我們在日常生活中看不到它呢？

● 在我那個年代，碘並不常用來做消毒之用，但我記得我看過它。是在哪裡呢？

　　我絞盡腦汁回想。我個人唯一一次接觸碘的經驗是在幾年前我因為經常頭痛而去做電腦斷層掃描時，他們所用的放射性染料就含有碘。此外，我母親開刀之前，醫療人員也用一種名為Providone的乙烯碘擦在她的皮膚上，幫她消毒⋯⋯我到底要從哪裡找起呢？

　　我決定從自家那座爆滿的醫療百寶箱開始找起。最先找到的是一瓶碘酒，它被塞在醫藥箱後面，上面灰塵滿佈，還有骷髏頭標示，沒有人知道它是從哪裡來的。除此之外，我也發現一個乳白色的玻璃罐，裡面裝著一種名叫Iodex的藥膏，上面的標籤看起來像是一九五○年代的設計。我那瑞典裔的婆婆很愛用這種藥膏，碰到瘀青和扭傷的時候都會拿它來擦，正因為她那麼愛用，我才會把它留在藥箱裡當做紀念。

　　就這樣，我在我家的藥箱裡找到了我的第一批樣本⋯⋯但只有

兩件而已，並不多，還不夠裝滿一個小桶子呢！不過我總算踏出了第
一步。

　　既然我對碘的由來毫無頭緒，只能從現在開始，然後逐漸回
溯。我夠不夠資格做這樣的研究呢？我唸研究所時，曾經讀過一本名
為《歷史學家就是偵探》的書，書中鼓勵學生們在研究歷史時，要蒐
集「原始的資料來源」，不要採信一般道聽途說式的歷史，因為這種
歷史充滿了偏見和團體迷思。我的高中歷史老師索耶先生則告訴我
們：「歷史所記錄的往往只是偉人生活中的一些事件，而非他們周遭
普遍發生的事件。」

　　所謂「偉人」，他指的是國家元首、將領以及總管國家大政的
官員，而且都是男人，其他人等則都被貶到了歷史的邊緣。於是，在
歷史上，絕大多數人所過的生活卻被視為無足輕重的資料，成了社會
學與人類學這些所謂的「非主流」學科研究的對象。這是很諷刺的一
個現象。

我的計畫

　　霍華德・津恩（Howard Zinn）也在他的著作《美國人民的歷
史》中鼓勵讀者自己去發掘並過濾資料，以便還原歷史的真相。獨力
做研究的學者往往能夠找到一般歷史學家找不到的資料，這是因為他

們不受現狀的束縛。我有資格追索碘的歷史嗎？既然從前沒有人做過這種事，我自然無從得知這樣做必須具備什麼資格。沒有人知道它的源頭位於何處。

既然沒有人了解碘的歷史，我便決定從自家的藥箱開始，然後再回顧過去幾個世紀的醫療史，唯有如此，我才能知道碘曾經在哪些年代被大量使用，之後我或許就能解開「碘為何會在我們這個世代消失？」的謎團。

於是，在二〇〇五年，我便做好了再次當個學生的準備，開始探索有關碘的歷史。我用的是我在小時候所學到的方法：盡量閱讀傳統文獻中的資料。然後，睜開眼睛，突破框架，跳脫團體迷思，並找到實際的證據，就像田野指南教我要透過挖掘並檢視樣本來學習一樣。儘管把腳弄溼，把手弄髒，就像很久很久以前在海灘上那樣：

● 史前時期的發現
● 古老的中國醫書
● 埃及的紙草
● 藥房的記錄
● 古老的藥方
● 廣告傳單
● 私人信函
● 裝碘的盒式墜子

- 用碘製成的前列腺栓劑
- 噴劑
- 一九〇〇年的乳房藥膏

　　以上這些都有助於我建構碘如何被應用的歷史。人們最先是以海草為藥物，然後再製成碘劑。我從目前已知的歷史源頭（一萬五千年前）著手，但我相信未來人類學家無疑將會發掘出更多東西，證明人類甚至在更早之前就已經開始使用碘這種世上最古老的藥物了。

更多有關碘的故事

約翰 ········· 服用Iodoral之後，體力變好了，也不再偏頭痛了

　　以下是我的使用心得：

1. 我的頭腦變得更敏銳，體力也變好了。第一次服用後不到幾個小時，我就感覺比較有力氣了。
2. 偏頭痛大大改善了。我自從十歲出頭就被偏頭痛所苦，但到了五十六、七歲時，疼痛的程度已大大減輕，只是感覺不太舒服而已。自從一年多前開始服用Iodoral之後，我現在已經不會頭痛了。

3.我曾經試著叫別人嘗試補充一些碘劑，但沒有一個人這麼做。我猜想他們大概認為我是一個「維他命狂」吧！

康蒂絲 ⋯⋯ 憂鬱、倦怠、臉部浮腫的現象都消失了

我是一個護士，在一家骨科診所上班。我今年二十四歲，之前感覺非常憂鬱和倦怠，每天晚上下班後都待在我的公寓裡看電視，靠著喝咖啡度日。後來，我看到診所裡的醫生時常開碘劑給病人服用，而他們的情況也都有改善，於是我也開始跟著嘗試，結果我的生命從此改變。

現在，我的體重已經減輕了十三‧五公斤，臉上的浮腫也消退許多，而且已經開始約會了。我不清楚我之前到底出了什麼問題，但碘劑把這些問題都解決了，診所的醫生認為我的甲狀腺或腎上腺之前可能出了什麼問題，但我並不在意。現在我只要一想到我的碘劑可能快沒了，就會開始感到恐慌，我可不希望變回過去的自己。

沙曼珊 ⋯⋯ 服用碘劑九個月後，子宮肌瘤和乳房纖維囊腫已經檢查不出來了

我是用碘劑來治療子宮肌瘤，而且結果非常有效的患者之一。我用的是魯格爾碘溶液，因為它比SSKI含有更多的純碘。純碘對罹患

子宮肌瘤或是乳房纖維囊腫（我也有這個現象）的婦女來說是非常重要的。

剛開始時，我每天一起床就把五十毫克的魯格爾碘溶液（六到八滴）加入一杯水裡喝下去。有大約一個星期的時間，我出現了排毒的反應，但是當我把劑量增加到一百毫克時，那些排毒症狀很快就消失了。不到幾個禮拜，我的乳房纖維囊腫就縮小了許多，子宮肌瘤也開始變小。

補充碘劑六個月後，大部分的乳房纖維囊腫都不見了，子宮肌瘤也幾乎消失了。

補充碘劑九個月後，我做了一次乳房檢查，結果根本檢查不出有乳房纖維囊腫的現象，另外，我也做了超音波檢查，同樣檢查不出有子宮肌瘤的現象。現在我的月經週期很正常，不但不會痛，還像時鐘一樣準。

戴 特 ┈┈ 心房顫動的毛病改善了，嘴唇也不再長皰疹

我用的是五％的魯格爾碘溶液，並且很小心的慢慢提高劑量，目前是每天四滴。我的體重增加了四‧五公斤以上。我試著用肝臟排毒法，並採用鎂＋鹽＋維他命Ｃ＋水的方法。我發現我的心跳變得比較平穩，心房顫動發生的次數變少了，嘴唇也不再長皰疹，此外，我的鬍子似乎也變得比較茂盛了。

唐娜 ⋯⋯ 體力恢復了，月經來之前也不會有倦怠感了

我原本每天只服用半片的Iodoral，但在這個放長假的週末，我決定要把劑量增加到一整錠，結果我的體力就有了驚人的變化。這兩天來我做了許多家事、完成了採買的工作，而且還可以照顧我那個生了重病的丈夫。

下個星期我的月經就來了，由於我有經前症候群，通常這個時候我只能躺著，什麼事也幹不了。

未來的一個星期，我打算繼續維持目前的劑量，然後再增加半錠。我不確定自己最後會不會服用到像五十毫克那麼高的劑量，但這也很難說。

荷莉 ⋯⋯ 眼睛乾澀和陰道乾燥的毛病改善了

我最近因為種種莫名其妙的原因有兩個禮拜沒有服用碘劑⋯⋯雖然我開始服用碘劑之前並未注意到自己有眼睛乾澀的現象，但在沒有服用碘劑的那段期間，感覺真的有差。

當時我的眼睛乾澀，而且還蠻癢的，於是我又開始服用碘劑，兩三天以後，我的眼睛就恢復正常了。我原本要在這裡發文說這件事，但後來就完全忘記了。（你瞧，我還是應該服用碘劑比較好！一旦停了，我的身心狀況都不行了。）

另外，我也注意到當我沒有服用碘劑的時候，我的陰道變得比較乾燥。

　　我記得以前在網路上看過一部影片，講的是碘如何影響我們的身體，裡面提到碘對所有會分泌的器官和腺體都很重要……從我的情況看來，確實是如此。我們的眼睛經常需要分泌少量的液體以保持潤滑的狀態，我不明白其中的道理或原因，但碘確實能幫助全身的腺體維持分泌。

Chapter
14

碘不為人知的歷史
來自遠古的萬能靈藥

在解決這類問題時，最重要的就是能夠用推理的
方法，一步一步往回推。這個方法很管用，也很簡
單，但人們卻不常用。
——福爾摩斯（引自柯南·道爾爵士《血字的研究》）

碘的歷史可說是相當多采多姿、頗為複雜，很難僅以先後的順
序來講述。

有太多與戰爭（從拿破崙戰爭到越戰都包括在內）有關的故事
相互交錯，也有太多關於醫師彼此較勁、走私販賣與淒慘的心智遲緩
案例的故事。碘曾經被用在美國內戰的戰場上，也被用來塗抹在婦女
腫脹的乳房上。

沒有人確切知道碘的作用原理，但有關它的歷史記載非常豐
富。看了碘如此悠久的歷史，讀者們可以自行判斷這種紫色元素是否
真的值得我們重視。我下面所講的只是其中一些讓我感動的歷史故
事，請你們自行取捨。我在一九五至二〇〇頁附了一張時間表，以供
那些對故事不感興趣的人參考。

碘元素是在一八一一年被發現的，在此之前，這個世上最古老的營養素大量存在於海草（藻類）當中。一般相信，從演化的觀點來看，藻類是世上最早的抗氧化劑。

從考古學家所挖掘出來的古物，我們可以看出富含碘的海草早在史前時代就已經被用來當成食物和藥品。從一些考古遺址，我們也可以看出古代的療癒者究竟如何以海草做為藥物。海草的使用可以追溯至遠古時代：

● 遠早於碘元素被分離出來且被發現的年代（一八一一年）。

● 遠早於法國的文獻中顯示碘是人們從海草中萃取出來的年代（一八一一年）。

● 遠早於中國古代的草藥典《本草經》將海草列入藥物的年代（三千年前左右）。

● 遠早於埃及的醫學文獻《埃伯斯紙草文稿》（Ebers' Medical Papyrus）提到海草的年代。

● 遠早於印度的阿育吠陀療法使用海草的年代。

一萬五千年前的一座海草藥棚出土

一九七五年時，智利南方大學的一個獸醫系學生外出散步時，

無意間看到了一根像是牛骨的東西，後來才發現那是乳齒象的長牙，上面還有人們把肉刮掉的痕跡。

考古學家湯姆·狄爾黑（Tom Dillehay）和他的同事因此展開了一項為期十年的挖掘計畫。他們挖了又挖，還用牙醫專用的尖細刮匙把土壤裡的纖維挑出來，再把挖出來的東西加以篩選，並用放射性碳定年法測定它們的年代，然後再繼續挖掘。結果發現那個地方是大約一萬五千年前一座小村莊的遺址。

除了動植物的遺骸之外，他們也發現了九種不同的海草。當他們用顯微鏡加以檢視時，發現那九種海草都含有很豐富的碘、鋅、荷爾蒙、微量元素和蛋白質。於是一些擅長分析植物藉以了解古代社會結構的考古學家便加入了他們的行列，進行植物考古學這個專門領域的研究。他們發現那些史前人類有食用海草的習慣，而這些海草可以調節膽固醇的代謝、強化骨骼以及免疫系統。這項發現顯示史前人類是多麼精通植物醫學。

在這座位於智利蒙特維多（Monte Verde）的村莊中，有一座建築特別與眾不同，它是一棟用來調製海草的藥草屋。考古學家在那裡發現了一些曬乾的海草，顯示它們是刻意被保存下來的，此外，有些海草還被燒成了灰，很像後世的療癒者用來治療甲狀腺腫的那類海草灰。最後，研究人員辨識出那些海草灰中最活躍的成分便是碘。此外，考古學家們還發現了一團具有抗生素作用的「咀嚼物」，上面還留有牙齒印子，顯示當時的人類攝取海草的方式之一是把它做成一個

大的嚼錠，這樣裡面的成分便可以經由口腔內的血管直接進入血液，而不需要經由消化道。

我們都知道，純碘可能會刺激腸胃，我們因此猜想，他們發明這個嚼錠的目的可能是為了解決這個問題。在一萬五千年後，亞伯拉罕博士之所以把他的碘片用一層具有藥性的糖衣包覆起來也是為了解決同樣的問題：讓碘不會刺激腸胃。兩者可說殊途同歸。

關於這些住在蒙特維多的史前人類，考古學家還有另一項令人驚訝的發現：他們所居住的那一帶雖然有許多動植物生長，但卻沒有海草，最近的海草產地距離他們也非常遙遠。因此，他們要獲得海草，必須往西走到九十公里外的海岸處，否則就要向他們的貿易夥伴購買。這顯示海草對他們而言有多麼珍貴。

從史前時代的智利到維他命小鋪

根據狄爾黑為〈蒙特維多：南美洲的海草、食物、藥物和人口分布〉這篇論文中所提出的補充資料，當年出土的那些海草中，有幾種至今仍被當地的土著惠里切人（Huilliche）用來治療疹子、發炎、膿瘡、腫瘤、潰瘍、眼睛感染、痛風和其他一些疾病。我也在「維他命小鋪」（Vitamin Shoppe）這個連鎖店中發現曾在蒙特維多遺址出土的一種海草——杉藻——所製成的膠囊。研究顯示，傳統的中醫和

其他文化幾千年來一直以這種紅色的海藻來增強人體的免疫力並對抗病毒。現今有許多自然醫學專家和草藥醫生都建議人們食用杉藻，他們並不知道，一萬五千年前的史前人類就已經懂得使用這種植物來做為藥材了。

一千年前的典籍也有以海草治病的記載。在古代的中國、埃及、印度和歐洲等地，很早便有手寫的藥草書問世，其中大多寫在手工的「紙張」或紙卷上。書中記載著傳統的醫療方法，而且往往還附有插圖，讓讀者可藉以辨識各種植物。

據說，神農氏是中國藥草的始祖，但他很可能只是有先見之明，想到要把世世代代口耳相傳的傳統藥草記錄下來而已。公元前大約兩千七百年的《本草經》記錄了這些藥方，其中也提到海草可以治療腫瘤、甲狀腺腫和肺結核，而昆布（一種褐藻）則可用來治療腫瘤，事實上，在三千年後，科學家仍在研究昆布的效用。

據說，著名的埃及醫學文獻《埃伯斯紙草文稿》是在埃及的一處墓地被發現的，當時它被放在一尊木乃伊的雙腿中間。一九八七年時，埃及的一位內分泌學家才將這份共有一百一十頁的紙卷翻譯成英文，其中顯示埃及人曾經用海草來治療乳房腫瘤。同樣的，印度古代的阿育吠陀醫學也以海草治病，古羅馬醫書《藥物論》也有類似的記載，可見海草是舉世皆知的藥材，幾千年來一直被用來治療腫瘤和寄生蟲等各式各樣的疾病。

甲狀腺腫有時也被稱為「大脖子」，古希臘哲學家希波克拉底

（被譽為西方醫學之父，以撰寫「醫師誓詞」聞名）也以海草來治療這種疾病。希波克拉底使得醫學成為一門不同於哲學的學問，但他對醫學的態度仍保有哲學家揭發錯誤的精神，他呼籲醫師精確的記錄他們在診察時所觀察到的現象，並詳細詢問病人過去的病史。這種全人醫療式的做法曾經是古希臘醫師奉行的圭臬，但在希波克拉底死後卻消失殆盡，不過，至少他把用海草治療甲狀腺的做法傳給了後代。

到了西元第一世紀時，博物學家老普林尼（Pliny the Elder）認為用大量的海草灰可以有效治療「脖子腫脹」。中世紀的兩位醫師蓋倫（Galen）和阿維森納（Avicenna）也建議使用同樣的療法。因此，我們很難知道這種療法究竟是先在某一個地方被發現，然後流傳出去，還是分別在這麼多地方被發現。總而言之，世界各地的人們普遍知道海草可以治病。

被稱為「海草人」的土著治療師

有些西方探險家或傳教士是在無意間發現海草可以治病。十九世紀時，有一些路德會的傳教士試圖讓澳洲的土著改信基督教，於是他們便興建了一座村莊並試著將當地土著改造成「文明人」，但那些土著還是相信他們的藥師parraityeorn，這個字翻譯成中文便是「海草人」的意思。

不過，並非所有人都了解海草的藥效。從前英國的捕鯨船出海的時間很長（可能長達三年），在他們所提出的報告中，往往會很嫌惡的提到有些原始民族會吃海草；然而，他們的船員中有多達三分之一死於壞血病，因為他們並不知道在他們的船隻四周漂浮的海草裡面就有很多維他命 C。

更多關於碘的故事

布列塔妮 ····· 嚴重的纖維肌痛和倦怠感消失了

我今年二十八歲，女性，有三個活潑的孩子。自從二〇〇三年生了第一胎之後，我的上背部便出現纖維肌痛的現象。不到三年，在我生了第二個孩子之後，疼痛和痙攣的現象就惡化成深部的抽痛，痙攣發作的程度非常厲害，而且次數很頻繁，讓我想到就怕。

最長的一次甚至持續了十四個小時，我因此必須去看急診，結束後，我吐得到處都是，睡了一個禮拜，體重也掉了四·五公斤；最近一次發作是在大約六個月之前。每次往往持續大約兩到三個小時，但也可能更久；有時好幾個月都沒有發作，但有時也會一連好幾個月、每個禮拜都發作。

我說的痙攣是像被卡車碾過，有人拿著刀子來回戳你的肩胛

骨，讓你簡直無法呼吸的那種感覺，對，就是這麼難受。我感覺自己像是一個七十歲的老人被困在一具三十歲的軀體裡面。

我的倦怠感嚴重到連開車的時候也會睡著，就連早上起床以後穿衣服對我來說都是一件苦差事。我這一生雖然有人愛我，也有三個孩子和一個很棒的老公，但我不明白這麼多年來我怎麼會過得這麼苦，卻**沒有人幫助我**！醫生們都這麼馬虎！我無緣無故在六個月內就胖了九公斤，皮膚也愈來愈差，明明就很乾燥卻還會冒痘痘。

因為纖維肌痛的關係，我不得不吃醫生開給我的止痛藥Tramodol。後來，我在網路上搜尋有關肌纖維痛的資料時，無意中看到了碘的療效，這種方法看起來不花什麼錢，於是我開始在我的腳上塗抹一些魯格爾碘溶液，接著又開始口服。從此，一切都改變了，有一天我發現自己居然忘記吃止痛藥了！

開始使用碘劑後不到兩個禮拜，我就覺得自己好像再世為人了。之前有很長一段時間我一直過得恍恍惚惚，像個殭屍一樣，過一天算一天，並因此感到羞愧。但服用碘劑後，就算是在出現排毒症狀的那段期間，我在兩個禮拜之內所做的事也比過去一年要多！這種感覺真是棒透了！生命變得多麼可愛！現在我的腰圍變小了，雖然體重還沒有減輕，但管它呢！

我再三的向我老公道歉，因為我過去這段時間一直病得很重，人也變得很懶惰。我也謝謝他這麼愛我，過去這三年來，當我的情況愈來愈差的時候，基本上都是他在照顧我和我們的三個孩子。

現在我雖然感到很快樂，但想到過去的我，想到被浪費掉的那些年，我還是會想掉眼淚。我希望能夠幫助周遭的人，我看到那些過胖的女人和疲倦的男人，就替他們感到難過，我希望自己能幫得上忙！現在我頭腦清楚、充滿活力！甚至變得更聰明了。我發現我們不應該因為自己年紀大了就接受自己的疾病，讓自己的生命品質惡化，即使是六十歲的人，身體也不應該像我過去那樣。

有沒有任何一個年輕的媽媽有像我一樣的經驗？之前我的醫生還開了抗焦慮的藥物給我，而且還想讓我服用抗憂鬱劑。

現在我下班一回到家就馬上開始為全家人做飯，目前我的精力是如此的旺盛，就算每天晚上做兩頓飯也沒問題！

桑雅⋯⋯ 牙齦出血的問題解決了

我使用碘劑最棒的效果就是治好了牙齦長期出血的毛病。一年多來，我的兩顆牙齒中間的牙齦有發炎疼痛的現象，連用牙線輕輕一碰都會流血。我的牙醫已經盡力了，但問題依然如故，醫生開漱口水給我，我用了兩個月，還是一點都沒有改善。有時我甚至想我的牙齦之所以會這麼痛，會不會是因為牙齒有什麼看不見的裂縫？

過了一陣子之後，我想到或許我可以試著用五％的魯格爾碘溶液塗抹在患部，就只是每天早晚用完牙線後塗上一滴而已，但過了一個星期之後，情況就好多了。後來，我發現了一種會膨脹的牙線，這

種牙線在使用了一會兒之後，上面的蠟就會不見，然後我就把其中一段泡在碘溶液裡，用它來清潔患部。又過了一個星期之後，我那痛了一年多的牙齦就恢復正常了。

現在我已經不再使用沾碘的牙線了，只是固定把碘液加在水裡飲用，早上兩滴，晚上一滴。有時我會用那個水漱一下口，但已經不再做局部的塗抹。到目前為止我的牙齦仍然很健康。

現在我仍然繼續服用碘劑（外加硒），我有橋本氏病，但服用碘劑之後並沒有出現什麼不良的反應。我的TSH數值或許變高了一點，但我的fT4和fT3也同樣上升了（可見TSH不見得可靠！），而且我的體力也變好了。

Chapter
15
神奇的紫霧
灰燼中誕生——碘元素被發現的經過

我們將不會停止探索，
而所有探索的目標，
在於抵達我們啟程之處，
並了解那個地方，宛如初見。
——美國詩人艾略特（T.S. Eliot），《四首四重奏》

　　這是一個真實的故事，卻比所有虛構的故事都更加神奇。碘這個可以改變人的一生的化學元素被發現的過程，宛如一個魔術師把某種神祕的液體倒進一頂高帽子，然後在「轟隆」一團火花中，從帽子裡拉出了一隻雪白的兔子一般。

　　多年來，醫藥界一直知道海草具有治病的效果，但沒有人明白其中的原理，然而，一八一一年時，一次化學操作的意外卻從此改變了西方醫學的面貌。

　　當時，法國化學家柏納德·顧赫鐸（Bernard Courtois）在帝戎（Dijon）地區經營家族事業，專門生產硝石以便用來製作彈藥，供拿破崙的軍隊在打仗時使用。他平常都是以木灰為材料，但有一天木

灰沒了，於是他便拿了一些盛產於諾曼第和布列塔尼海岸的海草來代替。他把這些海草放在一隻銅製的容器裡燒，之後又不小心在海草灰上倒了太多的硫酸，一時之間只見容器裡發出了「嘶！嘶！」的聲音，並冒出了一陣美麗的紫色煙霧。那煙霧後來形成了結晶，變成一種顏色像石墨的光亮粉末。

當時顧赫鐸就猜想他可能發現了一種新的元素，但他沒什麼錢可以做實驗，於是便拿了一些這種結晶體的樣本給幾位比較富有的化學家朋友去做實驗。當時，他並沒有想到他不小心倒了太多硫酸的舉動竟然促成了醫學史上最幸運的意外之一。

兩年後，漢佛瑞‧戴維（Humphrey Davy）寫信給倫敦皇家學會，將這種新發現的元素命名為「Iode」，這個字在希臘文中是「紫色」的意思。

到了十九世紀後期，許多科學界大老都宣稱自己是碘元素的發現者，但掀起這場科學革命的顧赫鐸死時卻身無分文，因為他並未將自己的發現登記註冊。

在接下來的幾年之中，醫師們開始用碘來治療許多疾病。由於數千年來海草和海綿的灰燼經常被用來治療甲狀腺腫，因此英國和歐洲各地的醫師開始聯想到，這些海生植物之所以能讓腫脹的甲狀腺縮小，是因為其中含有碘的緣故。消息傳得很快，在後來的那幾年當中，醫界發表了成千上萬篇報告，顯示有許多的疾病都靠著碘的使用被治好了。

一八二〇到一九〇〇年──碘風行一時

肺病是二十世紀歐洲的大患。從前的病人往往是靠著成堆的海草才康復，此時他們開始服用碘劑。

一八二九年時，巴黎的一位醫生尚‧魯格爾（Jean Lugol）發明了一種被稱為「魯格爾碘溶液」的碘劑，是用五％的碘和十％的碘化鉀與蒸餾水混合而成。這種碘劑很受歡迎，最初用來治療肺病，但後來就變成萬用的方子，從淨化水質到治療甲狀腺疾病，無所不包。就這樣，在十九世紀期間，碘逐漸成了「醫界的瑞士刀」。

根據法蘭西斯‧凱利（Francis C. Kelly）在一九六一年「皇家醫學會會議記錄」中所寫的一篇文章：「早年醫生們用碘劑來治療的疾病多得令人驚訝，包括痲痺、舞蹈症、淋巴結核、淚管瘺、耳聾、脊椎彎曲、髖關節的毛病、梅毒、急性發炎、痛風、壞疽、水腫、紅斑、甲溝炎、凍瘡、燒傷、燙傷、格魯布性喉頭炎、鼻黏膜炎、氣喘、潰瘍、支氣管炎以及其他許許多多疾病。」

據他指出，在一八二〇到一八四〇年間出現了許多專門討論碘的用途的刊物。

||||||||||||||||||||||||||||||||||||||||||||||||||||||||||||||||||||||||||||||||||||||||||||||||||||||||

發現了維他命C並在一九三七年獲得諾貝爾獎的艾伯特‧聖捷爾吉（Albert Szentgorgi）曾說：關於碘化鉀

（KI），他那個年代的醫師有一句格言：如果你不知道生病的部位或原因，就用KI準沒錯。

‖‖‖

　　我們往往會忘記十九世紀後期歐洲有五十％的人口罹患梅毒，當梵谷也染上這種疾病時，他曾經寫信給他的弟弟泰奧（Theo），告訴後者碘對腦子和脊椎的效果。我們不知道在十九世紀末二十世紀初居住在法國的梵谷當初用的是哪種形式的碘劑，但我們知道當時在美國的藥局可以買到碘化蟻酸鉍化合物（Bismuth Formic Iodide Compound），用來治療梅毒所造成的傷害。

　　對於較晚期的梅毒，之前一直是用含有毒性的汞來治療，到一八四〇年時才被碘化鉀所取代，此後人們便一直使用碘化鉀，直到一九二九年盤尼西林被發明出來為止。我在查閱那個年代藥局的記錄時，發現當時的醫師為了治療梅毒的病變而開立的碘化合物處方居然達好幾千種之多。

十九世紀：碘是乳房良藥

　　當時的醫生勸告婦女在得了囊腫而且疼痛的乳房上塗抹碘液，有些乳癌醫師甚至直接將碘劑注射進腫脹或有囊腫的乳房和卵巢內。

著名的外科醫生艾弗瑞德・瓦爾波（Alfred Valpeau）曾經以碘劑治療成千上百名乳癌患者，並在一八五六年將這些案例的研究報告寫成了一篇論文：〈論乳癌和乳房一帶的癌症〉（*A Treatise on Cancer of the Breast and of the Mammary Region*）。

你可能會以為，這些記錄著疾病與療法的報告看起來會很枯燥乏味或太過理論化，然而在一百五十年前，醫生們撰寫病例研究時不僅力求嚴謹，對病人也充滿關懷與同情。他們不僅會表達自己的看法，也會言明他們對病情是否樂觀、受到什麼限制以及他們所懷抱的熱忱或失望等等。當時，和碘有關的產業逐漸興盛，專門研發各種使用碘的新方法，許多藥廠把碘和其他元素混合在一起，研發出他們自己的藥劑。

除此之外，病人們也開始流行使用碘劑，並發表他們成功的經驗。我在為乳癌選項基金會的研究計畫蒐集有關碘的器物和紀念品時，曾經買到一封被拍賣的古老書信。信上的日期是一八八六年五月三十一日，收信人是俄亥俄州威爾斯村（Wellsville）的Dr. R. A. Johnston女士，寫信的人是她妹妹。信中描述她依照醫生太太的建議把碘塗抹在乳房上，因而有效的緩解了疼痛。

值得注意的是：從這封信中，我們可以發現在十九世紀後期，病人已經開始從彼此之間的交流中受益。讓他們一窩蜂使用碘劑的，並不是醫師所發表的眾多有關碘劑和乳房的專論和書籍，而是病人彼此間所分享的成功經驗。

美國內戰──用來治療戰爭造成的傷害

二○○六年，我在eBay上搜尋和碘有關的物品時，無意間發現了一個黃銅製的碘壺，上面的印記顯示那是供美國內戰期間南方邦聯的士兵所使用的。我後來發現當年那些士兵的背包裡除了水壺之外，也一定會帶著碘壺，他們用碘來淨化水質、治療因衛生條件不佳而引發的感染，甚至用來處理槍傷和手術後的併發症。無論如何，我看到那個碘壺後，立刻就把它買了下來，納入乳癌選項基金會的收藏。許久之後，我看到法蘭西斯・凱利所寫的一份有關一位南方邦聯軍人的報告，那位軍人可能用過這類的碘壺。

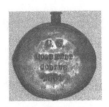

**圖4　南方邦聯士兵在內戰期間所用的碘壺，1861年
　　　（乳癌選項基金會的收藏品）**

凱利指出，有一位南方邦聯軍隊的上校約翰・戈登（Jonh B. Gordon）在打仗時腿部、手臂、肩膀和臉部都被砲彈打傷，而且傷口出現感染的現象。當他被移送到醫院時，阿拉巴馬第六軍團的魏澤里醫師（Weatherly）開了碘酒給他，要他拿來塗抹傷口，一天擦個三、

四次。戈登說他太太可能聽錯了，一天竟然幫他擦了個三、四百次，但後來他不僅痊癒了，之後還當上了喬治亞州的州長，並且活了很久，一直到一九〇四年才過世，距離他在內戰受傷的時間足足有四十年之久。

||||||||||||||||||||||||||||||||||||||||||||||||||||||||||||||||||||||||||||||||||||||||||||||||||||||||||||||||||||||||||||||

當時士兵的背包裡除了備有水壺之外，也一定會帶著碘壺。

||||||||||||||||||||||||||||||||||||||||||||||||||||||||||||||||||||||||||||||||||||||||||||||||||||||||||||||||||||||||||||||

碘與感染

如今我們已經知道碘的功效不只是用來消毒而已，它還能排除金屬的毒素、強化內分泌系統，並且影響腦部和體內其他系統的運作（只是其中的機制迄今不明）。

在十九世紀末二十世紀初，碘廣泛被用來治療肺病。當時的醫藥用品目錄上甚至有一種名叫噴霧器（nebulizer）的精巧產品，用來在某些療法中幫助病人吸入更多的碘。碘能夠排除肺裡的毒素，其效果有時可能非常強大，因此必須小心減緩排毒的過程；亞伯拉罕博士用「排除阻塞物」（deobstruent）來形容碘將毒素和雜質排出血液和

身體組織的過程。當時的人普遍相信碘能夠預防病毒感染，英國的紅十字會甚至因此製作了一種盒式鍊墜，裡面塞了浸泡過碘劑的棉花。

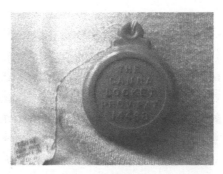

圖5　紅十字會所製作的的盒式鍊墜，裡面塞有泡過碘的棉花

一百年後，鹽裡面才開始加碘

雖然法國的化學家尚·巴普第斯特·布森格（Jean-Baptiste Bousingalt）在一八三〇年代就建議在食鹽中加碘，但直到一九二四年大衛·馬林博士才成功的促使美國政府下令在食鹽中加碘。他之所以能夠如此，是因為他以俄亥俄州阿克倫市（Akron）的青少年為對象做了一項實驗。

俄亥俄州的土地以缺乏碘素聞名，當地人民罹患甲狀腺腫的比例高達五十六％，而女孩的罹患率又比男孩高出六倍。研究人員找了大約兩千名小學生，讓他們服用碘化物，並以約兩千名並未服用碘化

物的學生為對照組。過了三十個月之後，未服用碘化物的學生當中有二十二％得了甲狀腺腫，但服用碘化物的學生罹患這種疾病的比率只有二％。

食鹽加碘後，不到十年的時間，甲狀腺腫的罹患率便急遽下降，在使用加碘鹽之後的六年間，底特律的甲狀腺腫罹患率便從九‧七％降到一‧四％。

阿兵哥，你的脖子太大了

阮東瓊（Quynh Nguyen）等學者指出，在鹽尚未加碘的時候，美國軍方曾經拒絕讓許多來自「甲狀腺腫地帶」的新兵入伍，因為他們的甲狀腺腫得太明顯了。在第一次世界大戰期間，該地區有將近一萬兩千名男子患有單純性甲狀腺腫，其中三分之一都沒有被軍方接受，因為他們的脖子已經大到軍裝襯衫的領子都扣不起來的地步，而即使是那些獲准入伍的士兵，脖子也往往比來自其他地區的士兵更大，需要穿比較大號的襯衫。

在食鹽中加了碘之後，「甲狀腺腫地帶」的新兵被拒絕入伍的人數就少了，軍方也因此開始製作領子較小的襯衫。（請參見阮東瓊所撰寫的「論加碘鹽對美國發展的影響」——*Iodized Salt and US Development*。）

到了二十世紀，甚至連南卡羅萊納州的鄉下人都知道了碘的重要性與好處，他們頗以當地富含碘質的土壤自豪，甚至以「喝上一加侖，脖子不會腫」這樣的口號來行銷他們私釀的酒。為了擴大宣傳他們那些有益健康的農產品，他們甚至在汽車牌照上印著「南卡羅萊納，碘州」的字樣。

　　但並不是世界上每一個地區都這麼幸運，能像南卡羅萊納一樣擁有富含碘質的土壤，或有一位「海草人」為他們治病。事實上，有許多國家或地區因缺碘而蒙受嚴重的損害，據估計，一九九六年時，中國就有一千萬人口因為土壤缺碘而出現心智發育遲緩的現象。

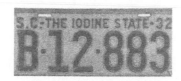

圖6　1932年南卡羅萊納州的車牌
（乳癌選項基金會的收藏品）

　　一九八九年時，杜克大學醫學院的小兒神經醫學專家羅伯特・狄隆博士（Dr. G. Robert Delong）首次訪問位於中國鄉間的新疆地區。他發現那裡的人民心智遲緩的現象非常嚴重，其他殘疾的發生率也很普遍：許多人都有流產、嬰兒死亡率很高、發育不全、耳聾和死產等現象。

　　當地有些成人外觀就像小孩子，有些五歲大的兒童看起像是一兩歲的小孩。根據狄隆的說法，那些孩子真的很可憐，「有些孩子有

心智重度遲緩的現象，無法走路、站立甚或坐著。即使是那些身體看起來沒有很屛弱的孩子，也都一副懶洋洋、眼神呆滯的模樣。」

他們的牲畜也同樣衰弱，而且在生產時往往有胎死腹中的現象，以致新疆省成了一個極度窮困的省分。

然而，由於這個地區自從十三世紀馬可孛羅的時代以來就被視為是「呆頭呆腦的鄉巴佬」所居住的地方，因此這裡的人民已經被放棄了。由於許多文化和政治上的因素（包括那裡的人們對鹽的害怕），在鹽裡加碘的做法並不可行。

為了讓當地人民可以攝取到碘，狄隆博士和他在中國的同事考慮過許多種方法，但都不可行。最後，狄隆看著那裡用來灌溉田地的溝渠，心想不知道是不是可以把碘滴在水裡，這樣，植物就能吸收到碘，然後動物會把植物吃下肚，最後位於食物鏈最上層的人類就可以得到足夠的碘。

但他們該怎麼做呢？必須務實一點，不能指望高科技。於是狄隆和他的中國同事便找了一座橫跨灌溉渠道上方的橋，在那搖搖晃晃的橋面上方放了一個常見的二〇八公升油桶，把幾根靜脈注射管和夾子繫在上面，讓碘液能夠很穩定的滴進水中。接下來，他們又把那油桶裝滿碘酸鉀並測量有多少碘會流到下游的村莊。當他們弄好後，就雇了一個當地的村民看守油桶，以免它被人偷走，到了夜晚時，狄隆自己則裹著毯子睡在橋上。當桶子裡的碘用完時，村民們便會繼續把桶子裝滿。

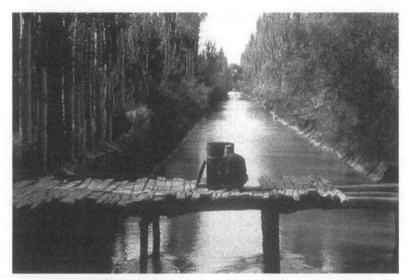

図7　新疆省村民看守用來把碘滴入灌溉渠道的桶子
（此照片由Shannon Hader提供）

如何將嬰兒死亡率減半

一年後：

● 嬰兒死亡率減半。

● 羊隻的產量提高了四十％。

● 後來的測量結果顯示五歲兒童的平均身高增加了十公分。

● 在此計畫實施後出生的兒童平均智商提高了十六分。

● 動物的死產率和流產率減少了五十％。

到了一九九七年的時候，打穀機基金會（The Thrasher

Foundation）、小約瑟夫・甘迺迪基金會（The Joseph P. Kennedy Foundation）和國際同濟會（Kiwanis International）都撥款贊助這項計畫。目前有兩百六十萬個中國人受惠，被滴入村民用水中的碘多達十三噸半。這項拯救了如此多生命、改變了這麼多人的生活的計畫成本有多高呢？**每個人不到六分美金。**五百年來，那裡的人已經形同被放棄，但一項成本如此之低的計畫就改寫了他們的人生。

在中亞的哈薩克共和國，公共衛生官員做了許多努力，想讓大眾了解碘對智商的重要性。他們製作了許多廣告看板，宣揚有關碘的知識，也發放手冊讓七年級學生研習，甚至透過超級英雄「碘人」（the Iodine Man）這個卡通人物呼籲兒童「要吃加碘鹽」，別讓自己變傻。然而，儘管他們做了這麼多宣導，哈薩克全國慈善組織聯盟的主席瓦倫提娜・席夫尤可娃（Valentina Sivryukova）還是無法確定成效如何，直到有一天她經過市場時，聽到一個哈薩克男孩在取笑另外一個男孩時說道：「你是缺碘還是怎樣？」

IQ提高十五分有差嗎？

在薩伊共和國（現在的剛果民主共和國）的偏遠地區，智能障礙的現象非常普遍，該國的衛生官員認為，讓那些地區的人民攝取碘的最好方式就是為他們注射以罌粟籽油為基底的碘液。

他們在那裡看到這樣一個案例：有一個成年男人因為缺碘而智能不足，智商據估計只有五十幾。他甚至不知道自己有必要穿衣服，讓他那年邁的父母在羞愧之餘只好把他關在家裡，以免其他村民看了不舒服。

在公共衛生官員為他注射了混有罌粟籽油的碘劑後，那名男子終於有了進步，不再把身上的衣服脫掉，後來甚至還找到了一份幫人把磚塊搬到卡車上的工作。這不僅改善了他家的經濟狀況，也提升了他家在村子裡的地位，他的父母親因此專程跋涉了許多里路，去向那些公共衛生官員致謝。

還有其他許多人也是如此。

遺憾的是，我們迄今仍很難讓大眾認知一個事實：並非只有那些智能障礙疾患或矮呆病盛行、構成嚴重的國民健康問題的貧窮國家才需要注意有關碘的議題。有些國家（例如印度）非常了解加碘鹽的重要性，在這些國家中，你如果因運送或販賣未加碘的私鹽而被逮，可能要坐牢。

現在已經到了二十一世紀初期，如果缺碘是造成智能不足的主要原因，如果碘能夠改善乳房疾病和其他許多健康問題，為什麼我們對它的了解是如此的少？為什麼它在我們的印象中只是藥箱裡那個貼著骷髏頭標示的小瓶子？有關碘的資訊是什麼時候從醫學院和醫學圖書館裡消失的？為什麼？

是誰偷走了我們的碘？

和碘有關的大事紀

● 西元前一萬五千年，蒙特維多考古遺址起出了存放海草藥物的「藥草屋」。

● 西元前兩千七百年，中國著名的草藥典《本草經》提到海草可以用來治療甲狀腺腫和腫瘤。

● 西元前一千五百五十年，埃及的醫學文獻《埃伯斯紙草文稿》提到海草可以用來治療乳癌。

● 西元前四百六十年，現代醫學之父希波克拉底建議用海草治療甲狀腺腫。

● 西元一百年，博物學家、律師暨哲學家老普林尼倡導用海草灰來治療甲狀腺腫。

● 西元四百年，中國醫師葛洪曾以海草治療甲狀腺腫。

● 中世紀哲學家兼醫師阿維森納和蓋倫兩人都推崇海草的功效。

● 一七七九年，英國的《科芬特里驗方》（Covertry Remedy）記載了一種以焚燒的海綿製成、可以用來賺錢的祕方。

● 一八一一年，柏納德・顧赫鐸在用海草灰製作彈藥時發現了碘這個新元素。

● 一八一三年，漢佛瑞・戴維確認並宣佈了碘這個新元素。之前，英國和歐洲的科學家紛紛爭論究竟是誰「發現」了顧赫鐸的發現裡所蘊含的意義。

- 一八一三年，約瑟夫・路易・給呂薩克（JL Gay-Lussac）將這種新元素正式命名為Iode（碘），因為它汽化後的煙霧是紫色的。

- 一八一五～一八一六年，威廉・普勞特醫師（William Prout）首開先河的宣稱他用碘治療甲狀腺腫。

- 一八一九年，匡代（Coindet）正式開始以碘酒來做為治療甲狀腺腫的特效藥。他宣稱此藥能夠在一個星期內使甲狀腺腫變小（這種說法在七十五年後獲得證實）。

- 一八二〇年代，醫界開始讓罹患肺病的病人吸入碘劑噴霧（之前他們是在病房四周放置海草）。由於歐洲肺病盛行，後來便出現了許多相關的刊物，各種碘的噴霧器和盒式鍊墜也相繼問世。

- 一八二一年在法國掀起的新用藥風潮中，弗朗索瓦・馬讓迪（Francois Magendie）將碘列入一部藥典中。當時的醫師們嘗試用它來治療各式各樣的疾病，例如格魯布性喉頭炎、氣喘、壞疽、痛風、耳聾、潰瘍等等。

- 一八二九年，尚・魯格爾醫師發明了魯格爾碘溶液，用來治療肆虐歐洲的肺結核，這種碘劑不僅為醫界所愛用，而且使用的範圍更加廣泛。二〇〇五年時，魯格爾碘溶液再度流行，直到現在。

- 一八三〇年，查爾斯・席卡莫（Charles Sycamore）出版了《幾個證明吸入碘和毒人參噴霧可以有效治療肺結核的案例》。

- 一八三〇年代碘普遍被用來治療第三期梅毒。由於碘或許可以消除梅毒所造成的損害，因此醫師若沒有先試著用碘來治療就為病患進

行腦部手術，會被視為醫療疏失。罹患梅毒的畫家梵谷曾寫信給他的弟弟泰奧表示：「你得試試這玩意兒。真的有效。」（筆者譯自法文）

- 一八三一年，佈森格建議在食鹽中加碘以預防甲狀腺腫。（這項建議在一百年後才被採納）

- 一八三一～一八??年缺碘的概念被提出。

- 一八四〇年代，吉恩・韋爾波（Jean Velpeau）等醫師發表用碘來治療乳房和卵巢疾病的個案研究報告。

- 一八四〇年代，婦女用碘液塗抹乳房來緩解乳房疼痛。

- 一八五一年在英國海德公園的水晶宮舉行的萬國博覽會展出由十家藥廠所生產的各種碘劑。

- 一八六〇年代，碘成為美國內戰戰場上的一個傳奇：士兵們隨身攜帶碘壺。

- 在第一、二次世界大戰和越戰期間，碘都是野戰醫院和士兵的急救包裡的必備物品。在這些戰爭中，碘、紗布和安全別針一直都是戰場上必備的醫療用品。

- 一八六二年首度有記錄顯示碘酒被用來做為戰場上的消毒藥劑。大量的碘被裝在壺裡，供士兵攜帶。

- 一八六四年，首部《英國藥典》公開了十四種使用碘劑的方法。碘的用法包括：沐浴、做成碘片和滴劑、局部塗抹、注射、做成碘離子和電泳、做成肥皂、藥膏、糖漿、酒、粉劑、栓劑或噴霧。

♦ 一八八三年出版物：將碘注射到脂瘤中甚具療效。

♦ 一八九九年《默克指南》：碘是最常被用來治療腫瘤的物質。

♦ 一八九九年，藥廠製造出治療前列腺疾病和痔瘡的含碘栓劑。

♦ 一九〇〇年，含碘藥膏被普遍用來緩解乳房和其他部位的疼痛。

♦ 一九一〇年，英國的紅十字會分發裝有碘棉的盒式鍊墜，讓人們可藉以預防吸入細菌。

♦ 一九一三～一九三〇年，梅約診所（Mayo Clinic）的愛德華・肯德爾（Edward C. Kendall）證明甲狀腺六十五％的成分是碘。

♦ 一九二四年美國密西根州：大衛・馬林在密西根州所做的實驗顯示學童在攝取碘質之後比較不會罹患甲狀腺腫。這項研究結果導致政府下令在食鹽中加碘，此後甲狀腺腫的罹患率便開始下降，美國軍方也因此得以訂購領口較小的軍裝襯衫。

♦ 一九三〇年代，南卡羅萊納州發現它的土壤富含碘質，並因此在該州的車牌印上「碘州」的字樣。私酒業者也將這個精神發揚光大，喊出了：「喝上一加侖，脖子不會腫」的口號。

♦ 一九四八～一九六一年，楊恩・武爾夫（Jan Wolff）和伊思瑞・柴可夫（Israel Chaikoff）發表了有關老鼠的論文宣稱碘對甲狀腺有害。這個說法雖然未經證實，卻影響了三個世代的醫學院學生。

♦ 一九五六年，《國際指數》刊載了一千七百種經過認可並擁有專利的含碘藥物名稱。

♦ 一九六一年，法蘭西斯・凱利在皇家醫學會演講時慨嘆碘劑的式

微：「未來將會如何呢？誰能夠預測碘在今日所受到的評價在一百年後將會如何呢？根據過往的事件來看，我只能說人類將會繼續研究，並且重新加以評估並改進，到了二○六一年，我們現在所看到的一些屬於碘的好處將會煙消雲散，而我們迄今尚未發現的那些好處必然會顯示出來。不妨留待後人去發現這屬於未來的種種驚奇。」

● 兩千年，蓋伊・亞伯拉罕博士開始了一項研究缺碘現象的計畫，回顧史上有關碘的研究。

● 二○○五年，亞伯拉罕博士發表了〈武柴二氏效應：狼來了？〉這篇文章。

● 二○○五年，后黑・傅雷查醫師在洛杉磯舉行的「癌症控制會議」中就碘的議題發表演講，並分發亞伯拉罕博士的著作。

● 二○○五年九月時，琳恩・法洛向癌症團體報告傅雷查醫師的演講以及亞伯拉罕博士的著作內容，並開始為乳癌選項基金會的碘調查計畫進行研究。

● 二○○六年一月，柔伊・亞歷山大創立了Yahoo Iodine Group，供人討論碘的使用。

● 二○○六年三月，柔伊創設Iodine4health.com這個網站，以蒐羅各種有關碘的研究資料。目前這個網站已經改建，並更名為IodineResearch.com。

● 二○○六年十月，蘿拉・歐爾森、史帝夫・威爾森和克利思・瓦爾卡奈（Chris E. Vulcanel）創立了Curezone Iodine Forum。

♦ 二〇〇六～二〇〇七年，Curezone Iodine Forum整理了「有關碘的問答集」。

♦ 二〇〇六年十一月，布朗思坦博士在美國醫學促進協會以「碘：最受誤解的營養素」為題發表報告。

♦ 二〇〇六年布朗思坦博士出版了《碘：你為何需要它，又為何少不了它》這本書。

♦ 二〇〇七年二月，第一屆的碘研討會在斯科茨代爾市（Scottsdale）舉行。BreastCancerChoices.org發表了薛文博士（Dr. Shevin）的鹽負荷法。

♦ 二〇〇七年，乳癌選項基金會公開了碘研討會當中所建議的「補碘方針」。

♦ 二〇〇七年十月，第二屆碘研討會在加州聖地牙哥市舉行。

♦ 二〇〇七年，乳癌選項基金會啟動了碘調查計畫，測量乳癌病患尿液中的碘濃度。

♦ 二〇〇七年有更多網路社群和網站開始探討缺碘問題。

♦ 二〇〇七年迄今廣播電臺、電視臺、各種影片和會議紛紛討論碘的療效。

♦ 二〇一二年http://www.IodineResearch.com成立，以做為「碘運動」的資源中心，其任務是蒐羅編纂有關「碘運動」的研究資料以及有關同儕評閱的研究。這個網站乃是以之前柔伊・亞歷山大所建立的Iodine4Health.com網站為基礎。

更多有關碘的故事

維吉妮亞 ⸱⸱⸱⸱ 多年來的悲慘生活逐漸有了改善

　　我是去年底開始看Iodine Forum的。我在這裡所找到的資訊對我的幫助很大！我從中得知人們使用碘劑後可能會有什麼反應，以及他們如何處理排毒的問題，這讓我學到了很多。非常感謝你們大家！以下是我的故事：

　　我從二十四歲開始就出現甲狀腺機能減退的現象。剛開始時進展的非常緩慢，只是覺得疲倦而已，過了大約五年後，我的情緒開始變得不太穩定，老是疑神疑鬼、很容易受到驚嚇、充滿了恐懼而且活得很不快樂。有一個朋友對我說：「妳看起來總是很累的樣子。」確實如此，不過當時我還沒有意識到自己累到了什麼程度（和正常人相比），因為它進展得非常緩慢。

　　後來，我的情況逐漸惡化……疼痛得厲害，而且幾乎全身都痛，包括關節、肌肉、肚子等等，而且總是累到什麼都不想做，不想去參加朋友的生日宴會，不想去散步，什麼都不想。

　　症狀：過敏（花粉熱、對塵蟎過敏、受不了香水的味道，疑似橋本氏病）；嚴重的假絲酵母感染（陰道、肚子和嘴巴）；經痛（子宮、下背部擴散到整個背；肩膀及脖子）；眉毛外側掉光了；很容易曬傷；聽力很差（尤其是在團體裡面時）；耳鳴；記性（短期和長

期）差：我不能把鍋子放在爐灶上走開去做別的事，否則它一定會燒焦；眼皮顫動；思考遲鈍──我聽不懂別人的談話，看不懂電影和書籍的內容；無法專心；腳底疼痛；所有關節都有灼熱感；肚子痛（壓到的時候更痛）；稍微做一下運動或家事就心跳加速；汗如雨下；臉部發紅；肌肉疼痛；肌腱發炎；手背有腱鞘瘤；左膝疼痛（除了灼熱感之外）；鼻子、扁桃腺和肺部經常發炎（一個月一次）；體重增加（最重曾到九十五公斤）；不能吃碳水化合物（連全穀類或豆類都不能吃）；爬樓梯走三步就喘；下嘴唇有疱疹（一直蔓延到我的下顎骨）；憂鬱。

在那段期間，我曾經去看過幾次醫生，但醫生只叫我不要急，慢慢來。

三十四歲時，我的體重九十五公斤，一天到晚都很疲倦，並且總是感覺脹氣、疼痛；不能吃任何碳水化合物（那時我實際上已經奉行了阿特金斯博士的飲食法，因為我只要一吃碳水化合物就會心跳加速，好像要死掉一樣）；思緒不清楚，變得很不講理，而且腦袋裡有烏雲籠罩（憂鬱的感覺就是這樣）。

後來我又去看醫生（因為我剛搬家，所以這次看的是另外一個醫生），他又告訴我不要那麼緊張，要放輕鬆。我回答他說我已經盡量放輕鬆了，如果還不行，我乾脆馬上去躺在棺材裡算了，說完我便哭了起來，感覺非常挫折（這是我第一次這樣；我以前從來沒哭過）。他或許是想打發我，便「准」我驗了血，結果顯示我顯然有甲

狀腺機能減退的症狀,這讓我鬆了一口氣:他們終於找出原因了(但後來發生的事是我根本沒想到的)。

三十四歲時,醫生讓我服用甲狀腺荷爾蒙,只有T4而已。但這個醫生對甲狀腺的疾病很外行,一下子就給我很高的劑量,讓我的身體非常不舒服,連一公里路都走不了,稍微動一下就氣喘吁吁的,而且痛得不得了。這個時候,我已經沒法再工作了,幸好當時我的老闆很體諒我(在那之前,我並不常請病假,只是一下班回家就倒頭大睡)。後來,有一整年的時間我都無法上班,只能躺在沙發或床上,覺得自己很悲慘。

一年後,我感覺自己就像在服用T4之前一樣糟,我再度開始上班,但一回到家還是必須立刻上床。我看了很多關於甲狀腺機能減退的資料,因此想要嘗試服用乾燥式的甲狀腺藥物,我的醫生說那種藥太不可靠了,於是我便請他讓我改服T3(連同T4)。他認為我在胡來,但這次我打定了主意,於是我便請他將我轉診到專科醫師那兒(在荷蘭,我們必需透過醫師才能轉診)而且我已經查好自己要看的醫生了,這時他的態度才軟化了。結果那位專科醫生也認為我不應該吃T3,但他還是開給我了。

服用了T3後,我的腦筋變得比較清楚,也變得比較不怕冷。我第一次服用T3時,感覺有某種電流迅速流到我的腳趾、手指和頭部,它對我很有幫助,但其他症狀還在……

過幾年之後,我不得不把T4的劑量從一百微克提高到

一百三十七微克。我的TSH已經測不出來了。醫生說我是甲狀腺亢進，但我不同意，我說我是甲狀腺功能減退，因為我仍然有典型的甲狀腺機能減退的症狀（身子發冷等等），卻沒有一點亢進的跡象。

當時我的症狀還是像從前一樣，而且變得愈來愈糟。我每個月都會生病，一開始時總是從咽扁桃體開始，然後再到扁桃腺，後來就到了肺部，我每個月不生病的時間只有一個禮拜，把我搞得精疲力盡。而且，我還是覺得很疲倦，關節還是很痛，並且還是有腦霧現象（在服用T3後好了一些，但並沒有完全消失）。為了讓自己不要太難受，並且有點力氣，我只好在每天晚上八點前上床，一直睡到早上六點半。

那時我不斷閱讀很多有關甲狀腺機能減退的資訊，希望知道自己能夠採取什麼行動——老實說，這也是為了要擺脫我的家庭科醫生，因為他一直要我降低T4的劑量。

有一天，有一個人提醒我，問題可能出在汞，我才發現我有汞中毒的症狀。於是我便開始服用硒，硒讓我感覺比較快樂，頭腦也變得比較清楚。我在閱讀有關汞中毒的資料時發現了碘，於是我開始吃海帶，但並沒有太大幫助。二〇一一年十月時，我發現了Curezone這個論壇。

二〇一一年十一月，我開始服用魯格爾碘溶液，每天兩次，每次五十毫克。但後來卻出現了甲狀腺功能亢進的現象，於是我便降低T4的劑量，但效果很短暫。之後我又調回原來的劑量（一百三十七

微克），但效果讓我很失望！後來，我讀到布朗思坦博士的書，他說要看到甲狀腺有明顯的改善可能要花上三年的時間，所以我得有點耐性才行（我從來就不是一個有耐性的人）。在這段時間，我的體重也開始增加。

不過，我的假絲酵母菌可不喜歡魯格爾碘溶液（我因此很喜歡魯格爾）。除了魯格爾之外，我也服用一些輔助營養素。

在Curezone上面看了很多資料後，我決定服用SSKI來增加我所攝取的碘量。這時，我每天服用一百毫克的魯格爾碘溶液和五十毫克的SSKI，但卻因此再度出現甲狀腺功能亢進的症狀，於是我又降低了我的T4劑量。但之後我就不需要再調回原來的劑量了，而是改為每天一百二十五微克。到現在我仍然服用T3，但並沒有降低它的劑量，因為它的半衰期是一天，而T4的半衰期是一個星期。

二〇一二年二月二十八日：現在我每天服用一百五十毫克的魯格爾碘溶液和三百毫克的SSKI。我的身體出現了許多變化：

我手上的斑逐漸消失了，過敏也好了，左邊膝蓋的疼痛也差不多好了一半，連體重都減輕了。不僅如此，我的身體看起來也不一樣了：我的臉不再浮腫，肌肉也愈來愈有力氣，心情更是比以前好多了！我的腦筋變得很清楚，雙腳不再疼痛，心跳也變慢了（除了在甲狀腺機能亢進的期間）。

現在我喜歡山門，體力也變得好多了。當我感到疲倦的時候，只要坐下來休息十五分鐘就可以繼續幹活——從前當我的甲狀腺機能

減退時，休息是沒有什麼用處的。現在我的關節也不再有灼熱感，扁桃腺發炎的情況雖然沒有完全消失，但已經好多了。上個禮拜我和我丈夫一起爬山時，我還能趕得上他的腳步，而且一點都沒喘，心跳也沒有變快！

剩下的症狀：月經來時還是會痛（我在這裡看到這可能是因為我缺乏維他命B_{12}。我剛訂購了布朗思坦博士有關B_{12}的書），而且從下背部到肩膀都痛得厲害。這種痛在月經結束後還會持續大約一個禮拜，而且之後還會斷斷續續的出血。我想我的假絲酵母感染症幾乎已經控制住了。現在我有時候心跳還是會很快，而且還是沒辦法吃碳水化合物，短期記憶力還是不好，肚子還是會痛，而且經常拉肚子。

總而言之，我在很多方面都有改善，但還有進步的空間。不過，**我已經病了十五年以上，而我服用碘劑卻只有四個月的時間！**所以，這樣的改善已經很驚人了！

Chapter
16
誰讓碘從我們的藥物中消失了？
誤導大眾的武柴二氏效應

> 懷疑是智慧的開始；唯有透過懷疑，我們才會產
> 生問題，而在尋求問題的答案時，我們才有可能發現
> 真理。
>
> ──法國哲學家皮耶・阿伯拉（Pierre Abelard）

第二次世界大戰後，新發明的盤尼西林和磺胺類藥物逐漸開始取代碘的地位，被用來治療感染。然而，單是這一點並不足以說明人們為何逐漸不再使用碘來治療其他方面的疾病（畢竟碘在這些方面的應用已經有一百年的歷史了），彷彿從前相關的書籍和文章通通湮沒了一般。

在美國的Walgreens連鎖藥房已經買不到我那已故的婆婆所愛用的Iodex藥膏。醫師們只把碘當成手術的消毒劑或放射性染料中的一個成分，而在我這個世代，一般人對於碘的印象，也只剩下藥箱裡那個上面貼著骷髏頭圖案的棕色小瓶子。

醫學書籍和專刊裡許多有關碘的資訊都到哪兒去了？它們為什麼消失了？

　　記住，在之前的一百年當中，碘曾被用來治療前列腺炎、甲狀腺腫和過敏等各式各樣的疾病，不可能突然之間就失效了。它原本是可以治療幾十種疾病的藥物，為什麼後來卻被視為毒物？是什麼因素使得世人對碘的看法有了一百八十度的轉變？

　　誰偷走了我們的碘？二○○五年，亞伯拉罕博士所寫的文章可以回答這個問題。他在「武柴二氏效應：狼來了？」中指出，一篇發表於一九四八年、很有影響力的論文讓醫師們相信碘是危險的物質，會使服用者的甲狀腺失去功能。博士指出，該文章的作者宣稱老鼠在被給予建議攝取量（RDA）的二十倍碘時會得到甲狀腺腫。這個說法並不正確，他們當時甚至沒有檢查老鼠的甲狀腺荷爾蒙濃度，也並未提到那些老鼠的甲狀腺有腫大或異常現象。

武爾夫與柴可夫的假設

　　一九六九年時，另外一篇論文將這項發現延伸到人類身上，於

是身為作者之一的武爾夫再度重申這個錯誤的結論；同時，從加州柏克萊大學轉往國家衛生研究院（NIH）任職的他也誇大了這項研究的重要性。

武爾夫與柴可夫這項令人害怕的研究結論被稱為「武柴二氏效應」，影響非常深遠，從此深植人心，並且被納入醫學院的教科書，教導給至少三個世代的醫師。

在沒有人查證那篇論文的正確性，也沒有人嘗試複製該項實驗的情況下，醫界從此便根據它的結論避免讓病人補充碘劑了。

在那之後，再也沒有人繼續研究碘對人體的影響。對於這個著名的武柴二氏效應，我雖然曾經在教科書和維基百科等地方看過，卻從來不曾親耳聽到任何一個人引用這個說法，宣稱使用碘會對人體造成傷害。

然而，在三月裡某一天的上午八點時，我的電話響起。是康乃迪克州的一個醫生打來的，他說我們的碘調查計畫資料庫裡的一個病人當時正坐在他的診間。

他向我表示，這位患者的TSH（促進甲狀腺功能的一種荷爾蒙）

數值已經超出了正常的範圍，他很擔心她的甲狀腺功能已經因為服用碘劑而大幅減退了。他說：

「芭芭拉向來可以憑直覺判定怎樣對她比較好，所以我才會先打電話給妳，然後再看看是否要讓她停止服用碘劑。」

我問她是否有任何其他甲狀腺功能減退的跡象，他說：「沒有，她的氣色和身體都比以前好。」

我告訴他傅雷查醫師曾寫過一篇論文，大意是：人們在補充碘劑期間，有時TSH值看起來可能不太正常，但這並不代表他們的甲狀腺功能已經減退了。

「法洛小姐，碘會促使甲狀腺停止運作，這是最基本的生理學法則。」

當下我愣了好一會兒，因為我從來不曾聽過任何一個人如此直率的表達出那要命的「武柴二氏效應」所造成的影響。

於是，我請他去看亞伯拉罕博士所寫的那篇有關「武柴二氏效應」的論文，並說我會把傅雷查醫師那篇討論TSH數值的文章傳真給他。之後，我又福至心靈的加上一句：「你能不能寫e-mail給我，讓我知道你的想法？」他同意了。一個月之後，他寫信來，謝謝我介紹他看有關武柴二氏效應和TSH數值的文章，並且讓他知道亞伯拉罕博士的碘計畫線上圖書館。

一個願意打電話請教一個非醫療專業人員的好心醫生居然對碘有這樣的看法。這件事令我印象深刻，因此我知道「武柴二氏效應」

所造成的可怕影響並沒有消失，而且它的影響範圍也不僅止於醫學圖書館而已。在康乃迪克州或者其他所有地方，「碘會促使甲狀腺停止運作」的觀念仍然被視為「最基本的生理學法則」，而且仍被人們奉行不渝。

然而，事實證明，這個觀念不僅不正確，也不是什麼基本法則，只是一個有影響力的學者所做的假設。由於他頂著加州柏克萊大學和國家衛生研究院官員的頭銜，因此在大家普遍抱持著那種「他們一定知道自己在做什麼」的心態下，在那篇報告發表後不久，所有有關碘對人體影響的研究都停止了。這聽起來實在很荒謬，不是嗎？但這卻是如假包換的事實。

―――――――――――――――――――――――――――――――――――――

如果僅僅因為兩篇未經證實的學術論文，幾十年來病患就得不到他們所需要的碘，我們就必須對這樣的醫療體系加以譴責，因為它居然任由未經證實的研究結果來決定病人該接受什麼樣的醫療。

―――――――――――――――――――――――――――――――――――――

是的，這是一項指控。怎麼會發生這樣的鳥事？當時難道沒有人在注意嗎？有多少人因為醫界停止使用碘劑而受害？我？你？我們的孩子？

科學上最重要的幾次革命都具有一項共同的特色：一次又一次地推翻了人類自以為是宇宙中心的傲慢看法。

——史蒂芬・古爾德（Stephen Jay Gould）

亞伯拉罕的質疑引發了一場革命

曾經擔任加州大學洛杉磯分校醫學院婦產科和內分泌科教授的亞伯拉罕醫師並未將他的研究所得藏私。他不斷發表討論缺碘現象的文章，並和兩位傑出的臨床醫師——北卡羅萊納州的傅雷查醫師和密西根州的布朗思坦醫師——一起合作。

打從二〇〇五年開始，這三位熱情而意志堅定的醫師便陸陸續續發表了許多與碘有關的文章，引發了一場革命，改變了眾人對碘的錯誤看法。

他們是如何辦到的？因為他們的說法在過去七年來已經獲得無數位病患和醫師的證實。

如果這些資訊是在二十年前被提出來，這場革命就不可能會發生，因為當時沒有網際網路，病患與病患之間沒有複雜精密的交流管道，醫師與醫師之間也無法迅速溝通。

儘管這三位「碘醫師」宣稱補碘有諸般好處，但這原本有可能只成為醫學會議中醫師們關起門來討論的議題，而碘頂多只會被少數

比較有想法的醫師用來治療若干常見的疾病，甚至有可能慢慢被人遺忘，無人聞問。在這種情況下，碘縱使對病患很有助益，但影響範圍卻非常有限，因為：

● 具備用碘知識的醫師人數太少。
● 這些醫生可能會受到批評，並因此不敢輕易開立碘劑處方。如此一來，人們可能要再多等二十年才能真正認識碘的效益。

然而，這二位醫師卻遍訪醫藥界，在各種會議中宣揚有關缺碘的問題，並提出了一個又一個的案例，從乳房疾病、胰島素的分泌減少到憂鬱症等等。

一些行動派的病人在參加了這些會議之後，便向他們的網路社群回報，並請他們的同儕協助調查。他們閱讀了亞伯拉罕博士的文章，並查證他所引用的資料。此外，他們也收聽傅雷查醫師在廣播節目中的訪談，並閱讀布朗思坦醫師的著作。乳癌選項基金會等社群也著手研究這些資訊，他們除了研究碘在過去的用途之外，也探究與碘有關的醫學背後那不為人知的政治因素。

這些社群的目的是要判定碘是否真的能夠治病：它是安全的藥物嗎？如果是，它可以改善哪些疾病和症狀？它是否有危險性？是否有一種碘劑是隨手可得、用途廣泛而且可以很快見效的？哪些是真相？哪些不是？

> **「碘革命」包含兩個部分：最先提出碘的療效的亞伯拉罕博士，以及證明他的說法無誤的草根運動人士。**

　　由於網路社群的參與者大多是匿名人士，這些宣揚碘的好處的資訊很快就受到質疑，也因此促使各方競相努力查明事實真相。到了二〇〇六年時，已經出現了幾個專門研究碘的社群：

　　曾任心理學教授的柔伊創辦了Yahoo Iodine Group，後來轉由自然療法醫師史黛芬妮·布伊思特主持。幾乎在同一時間，史帝夫·威爾森、蘿拉·歐爾森、和克利思·瓦爾卡奈等三人也創立了Curezone Iodine Forum。由於這些社群分享了愈來愈多成功的案例，效果令人振奮，因此成員人數也迅速增加。當然，這段期間也有好幾個網路「專家」預言所有補充碘劑的人都會因為眾所周知的「武柴二氏效應」而在六個月內死亡。

　　但是這些社群的成員還是繼續做實驗、互相打氣並四處蒐集使用心得。有些社群負責人有醫學或科學背景，於是他們便開始評估醫學文獻裡所提出的證據。蘿拉·歐爾森更孜孜不倦的考證從前的人們是如何使用碘，她在部落格裡蒐集了許多她所發掘到的珍貴資料，如果不是她，這些資料可能早就已經亡佚。請參見：http://iodinehistory.blogspot.com。

就這樣，新的資料很快便在社群成員之間流通並經過查證，他們的士氣也愈來愈高。很明顯的，當初武爾夫和柴可夫所寫的那篇論文絕對通不過這些網路研究員的審查。

這些網路論壇和網站管理員彼此切磋，變得日益團結，互相尊重，一些開業醫師也開始上這些網站取經。乳癌選項基金會的網站蒐集了這些懂得如何使用碘劑的醫師的資料，整理成「具備用碘知識的各國醫療人員名錄」，並刊出了他們的連絡方式。

碘運動使碘鹹魚翻生

> 一個科學圈子在某個時期所抱持的信念都是由一個明顯偶然的因素，再加上個人或歷史的意外事件而形成的。
>
> ——湯瑪斯·孔恩（T.S. Kuhn）
> 《科學革命的結構》

一九八〇年時，由於醫學資訊被專業人士所壟斷，一般人不得其門而入，因此病患較可能會接受現狀，但是到了二〇〇五年時，這種壟斷的局面就被打破了，因為網際網路上提供了各式各樣的資源。其中首開先河的便是國家醫學圖書館開放了供大眾閱覽的線上資料庫Pubmed.com。

不到兩三年之後，Google更將世界各地圖書館裡的古老醫學書籍掃描成電子檔，成為豐富的研究資產，從前的報紙和雜誌現在也都可以搜尋得到。這樣的資源有助於病人互助團體的集體腦力激盪，並且改變了醫學的面貌。

> 在網際網路出現之前，要扭轉一個已經被接受的醫學觀念可能要花二三十年的時間。但在有了網際網路之後，我們發現只要成立一個有見識、有判斷力的病人交流網絡，就能夠更加快速的掀起一場醫學思維的革命。

一九八〇年時，沒有這麼多的病患積極查證事實並進行實驗，但如今，這些病患不僅蒐集證據，也親自試用碘劑。由於他們的人數眾多，因此引發了大眾的關注，使得愈來愈多人知道碘的好處。

當碘運動在www.breastcancerchoices.org上得到愈來愈多人的支持時，我們乳癌智庫的一位成員凱倫曾經問道：「如果碘這麼好，為什麼『延壽基金會』（Life Extension Foundation）沒有賣呢？」我記得我當時的回答是：「這是遲早的事。」

不用說，我的預言現在已經實現了，在顧客的要求下，現在到處都可以買到魯格爾碘溶液和Iodoral碘片了。

草根運動使碘重現江湖

我們說亞伯拉罕醫師對坊間盛行、有關碘的迷思提出質疑乃是一項革命性的舉動，這種說法是否有誇大之嫌呢？

根據《科學革命的結構》作者孔恩的說法，「革命」這個字眼指的是因想法改變所帶來的權力移轉，想法的改變就是讓眾人用一個截然不同的觀點來看待他們原先深信不疑的某種假設。截然不同的觀點就會帶來截然不同的行動。

「碘會使甲狀腺停止運作」這個所謂的「生理學的基本法則」已經遭到質疑、推翻、甚至反轉了。

亞伯拉罕醫師是這場運動的創始人。他檢視了有關武柴二氏效應的研究，但並未看到教科書裡所描述的那些現象。之後，他開始研究碘的歷史，結果發現武柴二氏的說法只不過是醫學史上一個被大家信以為真的錯誤罷了。正如孔恩所言，學者們通常都不太把歷史當回事，他們相信的是現在，不是過去，他們通常認為知識是要往前進，而不是回顧過去。

一個有害的觀念一旦流行開來，可能會禍延幾代，直到有人提

出質疑為止。亞伯拉罕醫師所做的正是如此，他不僅發現這個觀念的弊害，還著手加以揭露，使它無法再流傳下去。

有些醫師——例如撰寫《碘與乳癌》的加拿大醫師大衛·戴瑞及用碘化鉀為人治病的莊納森·賴特醫師（Jonathan Wright）——也同樣支持亞伯拉罕醫師的做法。他們都知道碘為人體所帶來的諸多好處，但是卻不曾像亞伯拉罕醫師那般，以有系統的方式挑戰武柴二氏的觀點。

翻轉武柴二氏觀點的歷史意義

碘運動引發了一場觀念上的革命。這是因為亞伯拉罕醫師不僅改變了眾人對碘的看法，更**翻轉**了大家的觀念，使得碘從毒物變成了可以改變人們生命的重要營養素，從醫藥箱裡一個髒兮兮的、上面貼著骷髏頭標誌的瓶子變成了健康食品店裡暢銷的營養品。

推廣碘運動的人士將亞伯拉罕醫師的研究應用在實際的生活中，並運用創新的方法振興了已有一萬五千年歷史的碘醫學，讓有關碘的資訊重見天日。參與碘運動的數萬名人士都是活生生的例證，足以證明武柴二氏理論的謬誤。

孔恩曾說：「歷史學家必須重現過往，致力現在。」但在醫學人士的眼中，回溯歷史卻是可笑的事情，因為他們向來假定新的觀念

必然是正確的。當亞伯拉罕醫師指出過去一百五十年的歷史證明碘劑是安全的藥物時，醫界那種「新的一定比較好」的觀念就受到了挑戰。碘的悠久歷史也賦予碘運動人士更多的動能，當他們發掘出更多有關碘的歷史時，就越發相信碘的價值。

直到今天，每當我談論有關碘的議題時，聽眾總是表示我的演講中最讓他們難以忘懷的，是從前的人使用碘的方式。他們都記得我展示的那個美國內戰期間的碘壺，也記得英國紅十字會在流行感冒盛行時，發放那種裝有碘棉的盒式鍊墜。他們記得梵谷寫信給弟弟說碘改善了他的梅毒，也記得一百四十年前一名婦女寫給她的姊姊，描述碘如何緩解她乳房疼痛的那封泛黃信件。

武爾夫和柴可夫引發了一場「禁碘運動」，但這種做法完全沒有事實根據，因為一百年來已經有許多書籍證實碘不僅有益人體，甚至有奇蹟般的療效。

既然有這麼多書籍證明碘的療效，武爾夫和柴可夫是如何改寫了生理學的法則，並使他們的研究結果成為醫學定律？又有多少男男女女因為這樣的醫學定律而受苦甚至死亡？如今真相既已大白，我們難道不應該表示關切？

毫無疑問，我們必須這麼做。

我們應該關切這種情況究竟是如何發生的，因為其他類似的錯誤觀念也可能影響到其他疾病的治療，攸關病人的權益至鉅。武柴二式效應的影響持續了五十年，目前雖然已經逐漸式微，但在有人出面審查所有的證據和臨床報告之前，它的影響可能還會持續個好幾年。

日後，當我們回顧歷史時將會發現：所謂的武柴二式效應已經造就了一個「武柴時期」。在這段期間，兩個研究人員所提出的錯誤理論居然對醫師的醫療行為和科學家的研究造成了全面的影響，而這一切都只是因為他們的同儕太過輕忽所致。這樣的輕忽不知道已經使得多少人受害？

感想

● 目前，醫學教科書裡還有多少已經被奉為圭臬，但實際上卻大錯特錯的觀念？要改變這些觀念，需要花多久的時間？誰有勇氣去質疑這些教科書的說法並承受外界的嘲弄？

● 觀念改變了，行動就會改變，關係也會改變，權力關係中的權力也會移轉。揭穿武爾夫與柴可夫所犯的錯誤或許可以促使大眾開始質疑其他被奉為圭臬的觀念，也就是說：**如果醫界在這方面犯了錯誤，他們是否在其他方面也有可能犯錯？有多少人已經因此而受害或喪命？**

● 對於那些有勇氣相信自己的觀察和想法、不會盲目相信所謂的「法則」的人而言，武柴二氏效應被推翻的過程正好可以做為一個很好的借鏡。

更多有關碘的故事

唐恩......| 因為碘對纖維肌痛的效果而開始把魯格爾碘溶液塗抹在睪丸上 |

因為肌纖維痛的緣故，我已經服用碘劑好幾年了，它的效果真的蠻好的，只不過因為我不太想喝鹽水，所以花了一段時間才把劑量增加到五十毫克。但後來我發現如果把海鹽裝進膠囊裡，就不用喝鹽水了。

最近我聽說可以把魯格爾碘溶液直接塗抹在睪丸上，因此就想試試看。一開始，我先試著一次用一滴，把它和蘿拉有機碘膏（Laura's Organics iodine salve）一起混合，但一直到我把劑量增加到十五滴之後，我的生殖器官才開始有感覺，好像醒過來了一樣。我希望研究人員能夠探討這個現象。有許多婦女都公開了碘對婦女病的好處，但男人卻很少這麼做，我希望有更多男士能夠嘗試使用碘劑，並分享他們的使用心得。

瓊安 ┈┈ 汗皰溼疹消失了

為了防止乳癌復發，我目前正在服用碘劑。剛開始服用時，我觀察到許多變化，但現在大部分都已經忘記了。

不過，我曾經被診斷出得了一種名叫汗皰溼疹的溼疹。在大多數日子裡，如果我沒有服用至少兩滴的魯格爾碘溶液，我的手指和腳上就會開始長溼疹，但一旦開始服用後，這些溼疹就會消失。最近，我開始服用高劑量的甲基硫醯基甲烷（MSM，這是我做的實驗之一），但之後溼疹又回來了，而且來勢洶洶，於是我就提高碘的劑量，讓身體恢復平衡後，溼疹就消失了。

現在我的外甥也開始用碘來控制他的溼疹。

梅琳達 ┈ 用更省錢的方法解決了長年的鼻子毛病和過敏的問題

我被診斷出得了甲狀腺癌之後，聽史黛芬妮提到碘，於是我就開始服用五十毫克的Iodoral碘片，不過手頭比較緊的時候，我就沒吃。得了乳癌之後，我開始把劑量增加到兩百毫克。

我的鼻子一向都不太好，通常春天時都會有一兩次感染現象，秋天也是，此外，我對很多東西都過敏。每年在這個季節，我通常都會很難受，但今年卻安然渡過了。由於個人經濟的因素，我現在又調

回每天一百毫克的劑量，之前，為了緩解鼻子過敏的毛病，我每個月
光是用來購買DeHist（一種天然的抗組織胺）的錢就多達大約四十二
美元。

艾莉絲 ⟍ 乳房鈣化、手腳冰冷、掉髮和雷諾氏病都改善或解決了

大約十八個月之前，我的乳房疑似出現了鈣化的現象，但我又
不想做立體定位切片檢查，於是就開始服用碘劑。我做了碘負荷檢
測，發現我只有輕微的缺碘現象，大概在五十％左右。但醫生擔心我
有早期乳癌的跡象，所以勸我每天服用一百毫克的Iodoral碘片和ATP
輔因子。

大約六個月之前，醫生針對我的患部做了一次超音波檢查，在
仔細的搜尋後並未看到鈣化的跡象。當時我並沒有做乳房X光攝影，
因為我實在不想再做一次，但我知道我上次的乳房X光攝影中所發現
的鈣化現象在超音波檢查時也可以看得到。

此外，紅外線熱像儀所照出的片子也顯示我的患部有改善，發
炎的現象也減輕了。

碘為我創造了奇蹟，我的乳房纖維囊腫已經逐漸縮小，此外，
我的腳已經不再冷冰冰的，雷諾氏病（血管功能性病變，遇冷或情緒激動
時四肢易有蒼白、潮紅等現象）已經好了，脫毛症（掉頭髮）也幾乎痊癒

了，因此我想我之前可能有甲狀腺機能減退的現象，只是驗血的時候沒有發現罷了。

現在我每天服用五十毫克的Iodoral碘片，因為要完全解決乳房纖維囊腫的問題可能還要花幾年的時間。

雖然我也採取了一些我所查到的方法，但我認為我的情況能夠好轉，主要還是因為我服用了Iodoral碘片。希望我的故事可以幫助到其他人。

感謝你們所做的一切。

Chapter
17

食物中的碘為什麼消失了？

溴的全面崛起

世界各地的研究都顯示，如果讓孕婦服用碘劑，她們生出來的小孩的智商通常都會比父母高二十～三十。

——后黑‧傅雷查醫師兼公共衛生碩士

來自美國國家衛生統計中心

加碘鹽攝取量
降低50%

國家衛生統計中心——監測國人的衛生狀況

國家健康與營養調查 I（1971~1974）
32.00

國家健康與營養調查 II（2000）
16.1

圖8　近年來碘攝取量的變化

據美國負責評估國人營養狀況的「國家衛生統計中心」指出，在兩千年時，受檢人士尿液中所排出的碘是一九七一～一九七四年的受檢者的一半。

一九七二年之後，麵包裡就不含碘了！

研究人員相信美國人民尿液中的碘濃度之所以會降低，是因為在一九七〇年左右，麵包和烘焙產品之中的碘就被去除了。

在一九六〇年代，一片麵包平均含有一百五十微克的碘（以碘酸鉀的形式存在），光是一片就可以達到建議攝取量。公共衛生官員和食品科學家認為碘是一種營養添加物，能夠提供在平常飲食中很容易攝取不足的養分。當麵包裡添加了碘酸鉀時，一個人單從每天的三明治、早餐的土司或其他烘焙產品等食物，或許就可以吃掉好幾片麵包，因此碘的平均攝取量至少可以達到一天一毫克，這已經足以保護人體的甲狀腺。此外，麵包裡的碘酸鉀很容易吸收，也是絕佳的麵質改良劑。

||||||||||||||||||||||||||||||||||||||||||||||||||||||||||||||||||||||||||||||||||

我們期待有研究人員可以取得各麵包公司的檔案，看看是否可以查明為什麼後來大多數的市售麵包全都不含碘了。是否在武爾夫和柴可夫的論文發表後有某位官員認為碘是有害的？

||||||||||||||||||||||||||||||||||||||||||||||||||||||||||||||||||||||||||||||||||

美國國家科學院食物與營養委員會（Food and Nutrition Board）在一九七〇年發表了一份名為「美國的碘營養」的會議報告，其中強烈暗示在麵包中添加碘可能並不安全，因而建議還是攝取加碘鹽比較好。除此之外，這份報告也指出，由於人們所攝取的碘已經比過去充足，因此如今醫院在以放射性碘做掃描檢查時，很難取得可以辨識的影像——這是因為做掃描時所用的放射性碘無法穿透碘濃度已經飽和的組織。

按照這種說法，難道放射性掃描只能照出缺碘者的身體狀況？難道為了能使放射線掃描取得更好的影像，政府應該改變公共衛生政策，讓人們降低碘的攝取量？**難道得到更好的放射線影像比攝取足夠的碘更加重要？**情況看起來似乎正是如此。

這份報告的目的似乎是以關心大眾健康的名義提出一個問題：在麵包中添加碘酸鹽會不會有危險？

針對此一問題，這份報告的答案是：食用加碘鹽才是王道。到一九八〇年時，各種奇奇怪怪的說法都出籠了。美國農業部在〈論食物的營養強化〉這篇報告中指出：長久以來大家都知道碘做為一種消毒劑是「致命」的，而且美國人民已經從麵包以外的食品中得到了足夠的碘，因此我們應該儘可能以含有較少的碘或完全不含碘的化合物來加以取代。

致命？有任何文獻提到碘可能「致命」嗎？沒有。

但無論如何，碘還是從麵包裡消失了。在上述這兩個公共機構

指出碘的危險性之後，麵包公司或許因為擔心有人生了病之後會怪罪於他們的麵包，所以從此便不再在麵包中添加碘了。**順從總是比對抗意見領袖或查證事實更容易。**

至此，我們膳食中主要的碘的來源已經被拿掉了。還有什麼比這更糟糕的事嗎？有的，那便是：**在市售麵包和麵粉中添加抗碘的溴酸鉀**（臺灣已於二○○五年禁用於麵粉）。

這個改變發生於一九七○年代初期。而溴又怎麼會偷走我們身體中的碘呢？這是因為溴和碘會搶奪同樣的受體，因此當溴酸鹽被用來取代碘酸鹽時，來自其他食物的碘就從那些受體上被趕走了。事實上，在此之前，溴酸鹽已經被用來做為麵質改良劑了，但是一直到人們開始對碘產生排斥的心理之後，它才被用來大量取代碘。而碘之所以從我們的食物中消失是否是武爾夫和柴可夫理論的後果之一？

麵包中又怎麼會添加溴酸鹽呢？當年烘焙業者之所以決定這麼做，似乎只是一個偶然，因為溴酸鹽在此之前便已經是公認有效的麵質改良劑，它提升麵包品質的效果和碘不相上下。只不過那些業者萬萬想不到人們會因為後來問市的阻燃劑而吸收到更多有毒的溴。

加碘鹽的騙局

人們聽說我正在寫一本和碘有關的書時，往往會露出一副茫然

不解的神情，因為他們都認為這個題目沒有什麼好寫的。最近，我從波士頓搭乘火車前往紐約（車程四小時）途中，旁邊坐的是一個看起來乾淨體面的男人。他的運動袋的側面印著Clifford的字樣，同時他一邊讀著華爾街日報，一邊每隔十五分鐘就用手機和某位名叫布非的人講話。

當我埋頭寫著筆記時，他問我在寫什麼。

「一本有關碘的書。」我說。

「喔，我知道。我一直都在吃加碘鹽，不過布非比較喜歡喜馬拉雅山玫瑰鹽。」

我在這種場合總是很難克制住自己，我內在那個圓融、得體的我並不想繼續這個話題，但那個激進、積極的我卻想大叫：「加碘鹽？你想了解加碘鹽？你最好不要讓我開始這個話題。」但通常那個圓融、得體的我都會屈居下風，然後我就會放下手邊所有的事情開始撻伐加碘鹽。

沒辦法，我就是忍不住。

我們之所以會有缺碘危機，大半是因加碘鹽這個騙局所致，因為政府宣稱我們可以靠著攝取加碘鹽來得到足夠的碘。

果真如此，我們可以從加碘鹽當中獲得並吸收多少碘呢？有人知道嗎？有人知道嗎？

沒有人可以確定，因為錯誤的資訊已經形成一個三段式的騙局。必須有人站出來揭穿這一點，並質疑政府所訂的這些指導方針，因為它們都是建立在不正確的資訊以及已經被證明是錯誤且有害的假設上。

達斯固普塔（Dasgupta）等學者在〈碘營養：美國鹽的碘含量〉這篇報告中討論了「碘缺口」（Iodine Gap）的問題。所謂碘缺口指的是「加碘鹽中原本所含的碘量」以及「我們攝取它時實際的碘含量」這兩者之間的差距。這些研究人員並指出，把碘加在鹽裡面並不是很好的做法，因為鹽中的氯（一種鹵素）會和碘競爭，使它的效果減弱。

● 騙局 1

一般認為，每一公克的加碘鹽平均含有〇‧〇七五微克的碘，然而，這指的是出廠時的含量，當這些鹽到達商店的貨架上時，那密封的鹽罐裡的碘有一半已經「揮發」了（科學家們的說法是「昇華」到空氣中了）。

一旦你把那罐鹽買回家，拿到廚房並且打開它，「嘶」一聲，又有更多的碘跑掉了，而且你**放得愈久，剩下的碘就愈少，鹽裡面的碘是不穩定的**。達斯固普塔等學者指出，一罐加碘鹽打開之後，過了

二十到四十天，其中的碘就會少掉一半。你家櫥櫃裡的那罐加碘鹽放多久了呢？

因此，當你將揮發到空氣中的碘納入考量時，我們經由食鹽所攝入的碘實際上並沒有那麼多，廠商加到產品裡的量並不是我們把加碘鹽撒在食物上時所吃進去的量，你自己可以算算看。事實上，沒有人知道你究竟從加碘鹽當中攝取了多少碘，因為變數太多了，那些鹽是不是已經在倉庫放了一段時間？你住的地區是潮溼抑或溫暖？它在你的櫥櫃裡放了多久？

◆ 騙局2

假設你是一個正常的男人，就站在食鹽工廠外面，拿到了最新鮮、含碘量最高的鹽，那麼你能從其中攝取到多少碘？事實是：**即使是濃度最高的加碘鹽，也只有十％的生物可利用性，意思就是說，只有一小部分會被吸收。**

碘化物可以被加入鹽裡面，但請記住：鹽是氯化鈉。氯化物和碘化物兩者同屬鹵素家族，彼此會相互競爭，搶奪同樣的受體。因此，氯化物會抵消碘化物中至少一部分的好處。

所以，你可以再次算算看，你只能吸收鹽公司在鹽罐裡所添加的碘的十％。鹽裡面的碘不像麵粉裡碘酸鉀中的碘，它是難以被吸收的。你當然可以從加碘鹽當中獲得一些碘，**但你所吃進去的碘不一定能到得了適當的地方。**

● 騙局3

假設妳是一個女人，就站在鹽工廠外面，拿到了最新鮮的、只有十％生物可利用性的鹽，妳或許可以攝取到足以保護健康的劑量，對吧——如果妳一天吃四百五十公克鹽的話？

不，如果妳是女性，這樣還是不夠。鹽裡的碘是碘化鉀，對甲狀腺可能有益，但乳房和卵巢除了碘化物之外，也需要碘。這回妳可以不必再做算術，直接進入科學——**婦女從食鹽中攝取到的碘並不適合她們。**

在面對缺碘危機的此時此刻，我們還有任何理由攝取加工過的碘鹽嗎？答案如下：

1.只有在緊急的情況下，也就是當你需要鹽卻找不到未加工過的鹽的時候。
2.只有在買不起碘劑的時候。

事實上，光靠食用加碘鹽來攝取碘只能幫助那些窮得買不起其他碘劑的社區。**加碘鹽的作用純粹是預防甲狀腺腫**，它所含的碘量也只能夠預防甲狀腺腫，並無法滿足其他器官的需求。有鑑於碘能夠有助於預防如此多的其他疾病，因此目前政府所訂定的標準實在低得令人失望。

碘劑並不貴，如果為了節省而不願意花這個錢，將來就要為自

己的健康付出更高的代價，此外，請記住：加工過的鹽往往含有具爭議性的鋁防結塊劑，**除非我存了很多錢可以做為日後治療阿茲海默症之用，否則我不會食用這些含鋁的加工鹽。**

更多有關碘的故事

瑪拉⋯⋯⋯（乳房的腫塊、疼痛和纖維囊腫消失了，體力變好了）

我想告訴你們我服用Iodoral的親身經驗，這是我使用過的最有效的藥品。

我的乳房有纖維囊腫，我的婦科醫師說那只不過是會痛的一些腫塊而已，並沒有什麼大礙。我認為這是廢話，後來我開始自己查資料，結果卻因為背痛而不得不去看脊骨神經醫師，醫師要我趴著讓她調整，結果我的乳房痛得不得了！

但就我的健康而言，那是我生命中最棒的一天！因為後來她幫我做了徒手淋巴引流，並讓我服用Iodoral。做完引流後，我的乳房立刻就不痛了，但差不多不到一天，又開始痛了起來。

後來，我繼續服用Iodoral，我的丈夫最先注意到我的改變並且認為這和Iodoral有關。

服用後大約三個星期，我的身體就變好了，感覺很舒服。我開

始有了精神，會想出門去一些地方或做一些事情，那種感覺並不像是喝了咖啡之後的亢奮感，而是一個三十歲的正常人應該有的感覺。而且我也再度有了性欲，這是我丈夫注意到的地方！在服用Iodoral之前，我並不想和我的丈夫在一起——我也希望自己會想要，但就是不能夠。但突然間，我就想要了！

最後是我的乳房。過去，我的月經來潮前十天，我的乳房就會開始作痛，而且痛得很厲害，但是在服用碘劑的第二個月後就不會痛了，一點都不痛。而且只要我有服用Iodoral，就不會復發，但如果我停止服用，它就會立刻再度發作。我的母親在三十八歲時罹患乳癌，我現在三十五歲，但我已經掌握了自己的健康，不會再當一個沉默的受害者了！

感謝你們所做的這些事情，讓人們能夠痊癒！我相信除了乳癌和甲狀腺癌，Iodoral還可以治好很多疾病。

莉迪雅的女兒 ┈┈ 橋本式甲狀腺炎的抗體慢慢減少

我女兒有橋本氏病。後來，我開始讓她服用Iodoral，並且逐漸把劑量增加到一百五十毫克，之後她的抗體數量就開始逐漸下降了。

剛開始的時候，我因為曾經聽過有關橋本氏病和碘的關係，所以不太敢讓她服用碘劑，現在想想，當時我真是太緊張了，不過現在我很慶幸我們開始服用了。

普莉西拉的狗艾比 ⋯⋯ 囊腫消失了

　　我的狗——艾比——背上靠尾巴的地方長了一個腫塊，已經幾年了。獸醫告訴我那只是一個粉瘤，不用管它，並且要我盡量不要去擠它（我確實也沒有）。一個月前，在看了獸醫後，我塗了一些魯格爾碘溶液在艾比的患部，看看會怎樣。上個禮拜我發現那個囊腫似乎變得比較大、比較柔軟，今天我發現它裂開了，並且流出膿水來，我輕輕的把剩餘的膿水擠出來，並用雙氧水把患部清乾淨，接著又塗了一些魯格爾碘溶液在上面。現在，那個粉瘤已經不見了，艾比的狀況也很好！碘真是神奇的東西！

Chapter
18
乳癌風暴
專業人員都知道自己在做什麼？

人體缺碘會助長癌症。

——后黑・傳雷查醫師兼公共衛生碩士

你說那樣叫「正常」？

身為乳癌的倖存者，我花了人生中三分之一的時間研究我們的乳房何以會產生如此嚴重的疾病，而我發現，有許多次我都是被專家所誤導。

當時，我一直相信那些專家所說的話，當我感覺乳房觸痛或腫脹時，醫生告訴我乳房偶爾疼痛腫脹是很正常的現象，而且因為太正常了，所以它有一個名字叫做：「良性乳房疾病」。

我不懂，為什麼一種既是良性、又被稱為疾病的狀況竟然會被視為正常？

當我提出這個語言學上的問題時，他們告訴我「良性乳房疾病之所以被視為正常，是因為它太普遍了。」

即便是在一百年前（也就是十八世紀），**歐洲有將近一半的人口罹患梅毒的時候，也不曾有人將它視為正常。**

‖‖

　　但如果有一種疾病如此普遍，那不就成了一種流行病嗎？要不也該是某種影響廣泛的公共衛生問題？從什麼時候開始，「普遍」就等於「正常」？請想想看我說的有沒有道理。「普遍、正常的良性疾病」這種說法真是雙重矛盾，不是嗎？

‖‖

不幸的是，當時我還年輕，沒有經驗，因此當醫師們給我那個有著雙重矛盾的解釋時，我還沒有足夠的知識可以挑戰他們的權威或假定。面對任何一個手裡拿著板夾或身上穿著白袍的人，我就會無視於自己的常識，聽從他們的話，因為我假定：「他們一定知道自己在做什麼。」

一直到我開始自行做研究時，我才發現事實的真相（證據）：**良性乳房疾病可能會演變成癌症。**這時我才意識到自己被這個「正常、普遍的良性乳房疾病」的迷思誤導的多麼嚴重——事實上，研究

顯示，乳癌並非「突然發生」，而是在乳房生病和發炎時慢慢演變而成。並不是所有的乳房疾病最終都會形成癌症，但是良性乳房疾病卻會提高這種風險，根據梅約診所所做的研究，**罹患良性乳房疾病（被稱為「非典型增生」）的婦女中，有三分之一會在五年內演變成擴散性乳癌。**

乳房是大自然最神祕的嬰兒食物工廠。它為什麼會生病或發炎？既然這種狀況如此普遍，科學家們難道不應該多加注意或設法找出原因，以了解女人的一生當中乳房的健康狀況何時會開始惡化？

你有沒有聽過一個醫生問病人：「妳的乳房怎麼會生病呢？」或「妳過去有接觸到什麼東西嗎？」但他們會問：「你是怎麼感染到那種病毒的？」「你最近去過什麼可能讓你受到感染的地方嗎？」如果你得了間皮癌，他們會問你是否曾接觸到某種致癌物，但古往今來，有沒有任何一個女性被問到她的乳房為何會腫脹、觸痛或有硬塊？有的人請舉手。有嗎？有嗎？

沒有。

醫生頂多只會開一些抗發炎的藥劑，如月見草油或Advil（一種止

痛藥），或告訴病人要避免攝取咖啡因，但這只是「頭痛醫頭，腳痛醫腳」，並沒有真正解決問題。如果這些方法有效，也只是因為它們掩蓋了真正的病因——任何一種發炎都可能在服用了抗發炎的藥物或減少攝取具有脫水作用的咖啡因之後獲得改善。但這個發炎的現象最初是如何形成的呢？正如布朗思坦博士所說：

乳房纖維囊腫不是因為Advil不足而導致的症候群。

我們都已經被洗腦，認為乳房不舒服是正常的現象，而且乳癌是在兩次乳房攝影檢查之間突然發生的，也就是說，今天妳的乳房或許看起來完全正常，但下一次乳房攝影檢查時說不定就會有一些討厭的白點出現了。

科學家們都知道**乳癌在被發現之前已經生長了至少七年**，但現在人們還是普遍有一種迷思，認為癌症是突然發生的。十月的「乳癌認知月」（Breast Cancer Awareness Month™）所宣揚的就是這種錯誤的訊息，是的，你沒有看錯，它的英文名稱後面有一個代表註冊商標的符號，因為它是製造乳癌藥物的藥廠阿斯特捷利康公司(AstraZeneca)的註冊商標。這是一個價值十億美元的產業。

但乳癌認知月要認知什麼呢？乳癌的原因嗎？不，他們應該把十月改名為乳房檢查認知月才對，因為他們的活動完全建立在「乳癌是突然發生的」這樣的迷思上。

乳癌產業的宗旨是在馬兒已經逃跑後再想出更好、規模更大的辦法來把馬廄的門關上。他們只想要把馬兒抓住，而不想把馬廄的門

修好，因為他們忽視了那些可以防範的危險因素——比方說良性乳房疾病。

然而，在現今的環境下，這種做法可說糟糕至極，因為可能導致癌症的良性乳房疾病患者已經愈來愈多。據傅雷查醫師指出，一九二八年時，美國的驗屍報告中被註記有良性乳房疾病的死者有二十三％，到了一九七三年時，已經增加到八十九％。當然，並非所有良性疾病都會演變成真正的惡性腫瘤，但其中許多都會。

梅約診所的腫瘤科醫師琳恩‧哈特曼（Lynn Hartmann）一直在研究良性乳房疾病發展成癌症的危險因素，根據《新英格蘭醫學期刊》的報導，哈特曼的團隊花了十五年的時間追蹤那些罹患乳房良性疾病的婦女，看看她們和沒有這種疾病的婦女相較，會有多少人演變成乳癌。結果他們發現，患有「增生性」良性疾病的婦女得到乳癌的機率高出八十八％，而罹患比較有侵略性的「非典型增生性」良性疾病的婦女得到乳癌的機會比沒有此種病史的婦女高出了四‧二倍。

因此，良性乳房疾病所造成的危險正逐漸受到大眾的注意。哈特曼醫生目前擔任美國國防部「卓越中心」（Center of Excellence）一項研究計畫的首席研究員，這項計畫的名稱是：「良性乳房疾病：以分子方式預測罹患乳癌的風險」。

醫學的進展非常緩慢，科學家要花十五年的時間做研究才發現乳房的不適症狀並不正常，但大多數人都不希望等這麼久。乳癌的發生率已經從一九七〇年的二十分之一增加到兩千年的八分之一！罹患

擴散性乳癌的婦女年齡逐漸下降，年輕女孩為什麼這麼快就會罹患乳房疾病？她們的年紀還那麼輕，怎麼就會得到這麼嚴重的疾病呢？既然大多數乳癌都要過七年以上才能檢查得出來，這是否意味著在不久的將來，二、三十歲的婦女都可能有這種危險呢？

乳癌罹患率為何上升？

1968
終身風險1/20

2006
終身風險1/7～8

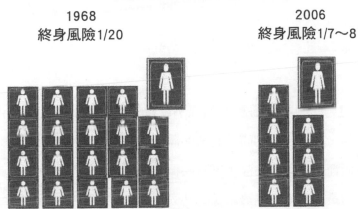

圖9　自從麵粉裡面不含碘，改加溴酸鹽之後乳癌罹患率的上升情況

過去只有年長的婦女才會罹患乳癌，但現在情況已經改變。一位年輕的手術室護士珍妮佛表示：「我從十二歲開始就有乳房疼痛的現象，沒辦法抱任何人。」

她將來會是乳癌的受害者嗎？

到底發生了什麼事？乳癌發生率為什麼會上升？還有哪些癌症也愈來愈常發生呢？從一九七五年到現在，甲狀腺癌已經增加了

一百八十二％，婦女罹患的人數多於男人。為了供應乳房和卵巢的需求，女人所需要的碘遠比男人更多，胸部愈大的女性需要的愈多。就甲狀腺癌而言，是否也有一個「完美風暴理論」？甲狀腺也會長出良性的結節和囊腫。乳房、卵巢和甲狀腺之間有何共通點？

這三種器官都需要有碘才能發育並維持健康，以便有能力：

1.接收養分。
2.排除毒素。

沒有足夠的碘，乳房和卵巢似乎就會充血並腫脹，細胞膜也無法發揮作用。沒有足夠的碘，有害的體液就會回流，導致組織擴大並發炎，囊腫裡面會蓄積體液，導致黏稠並纖維化，這時就有可能長出結節，乳房纖維囊腫到了最嚴重的時候甚至會變得像石頭一樣硬。乳房原本是大自然的嬰兒食物工廠，然而在這種情況下卻好像被毒物噎到一般。

溴毒害了碘的受體

等等，會不會真的有一種特定的抗碘毒素把具有保護性的碘從身體組織裡趕走，使得乳房、卵巢和甲狀腺因此而中毒？那種抗碘毒

素是否會使得身體組織無法吸收營養,並讓體液無法循環?那種毒素是不是在一九七〇年代被用於阻燃劑、殺蟲劑和食品添加物中,因而得以進入我們的環境?它的名稱是不是溴家族?溴元素是否能夠把我們細胞中的碘趕走,使得我們極度缺碘?答案是肯定的。

　　鹵化物家族中的不同元素會彼此競爭,生物化學家將這種過程稱為**競爭性抑制**。當溴較佔優勢時,碘就退讓了,當溴把碘趕走時,我們的身體就會發生缺碘的情況,細胞也會中毒並發炎,科學家們正開始探索這種中毒模式。不過,令人振奮的是:這樣的中毒情況是可以逆轉的。

當溴悄悄的滲入空氣、土壤、車輛、床墊等地方時,這樣的汙染對碘有什麼影響?

當溴增加時

碘就減少了

當溴勝出時,碘就從人類和動物的身體中退出了。

圖10　溴化物勝出導致缺碘

　　溴中毒不是在一夕之間發生的,通常都要經過幾年的累積。在專業的術語中,含溴的阻燃劑被稱為持久性毒物,意思就是它們不像其他毒素那樣容易被代謝並排出體外,有些溴會留在身體組織裡面很長一段時間。

一九七〇年，乳癌風暴開始

我之所以提出乳癌的完美風暴理論，是因為我注意到當麵包裡的碘酸鹽被溴酸鹽所取代時，含有溴化物的阻燃劑和殺蟲藥也差不多正好問世。從此乳癌的發生率就開始增加。

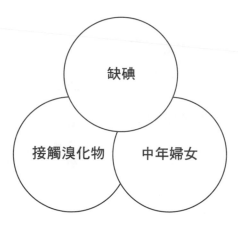

圖11　乳癌的「完美風暴理論」

完美風暴之所以會發生是因為一些沒有關連的事件剛好同時發生，以致造成很大的災難。如果當時只有一個事件發生，影響或許就非常輕微。

● 事件1

一九七〇年代開始，我們在膳食中碘的主要來源——用來添加在麵粉和烘焙產品中的碘酸鹽——被拿掉了。這個事件本身便已經夠糟了。

● 事件2

溴酸鉀（一種溴）被添加在麵粉中，是的，一種抗碘物質被用來取代碘。

第二個事件讓第一個事件的影響變得更嚴重。原本人們還可以從蛋和海產中攝取到一些碘，但現在連這些碘也因為麵粉中添加了溴酸鹽而被排出體外了。

● 事件3

等等，還不只這些而已，除了麵粉之外，後來有其他東西也被添加了溴。

在一九七〇年代，另外一種溴也大舉入侵，那便是當時大量上市的含溴阻燃劑。阻燃劑中的溴會從我們每天使用的地毯、傢具裝飾物、填充玩偶、床墊、車輛和電子產品中逸散出來。

這些霧氣被吸入後便進入我們的血液，待在我們的身體組織、內分泌系統和腦子內。儘管阻燃劑的霧氣是最可怕的一種來源，但還有無數的產品也含有溴，包括那些添加了溴化植物油（BVO）的汽

水、運動飲料和食品，這些溴也進入了我們的身體。我們生活在一個充滿溴和溴化物的環境中。

我們已經知道，這種元素會在我們不知不覺之中減緩、抑制甲狀腺的功能、干擾生殖器官，甚至導致精神疾病。**如今研究人員發現連母乳中都有含溴阻燃劑的成分。**

有許多國家都已經禁用溴化物，但美國卻沒有，於是我們要問：為什麼？

除了含溴阻燃劑之外，另外一個因素便是人們開始認為碘是一種化學添加物，因此普遍吹起了一股避免攝取加碘鹽的風潮，不信你去你家附近的超市看一看，貨架上有一半的鹽都是沒有加碘的。

儘管有人相信碘是一種化學添加物，對身體不好，然而，就算人們真的攝取了加碘鹽，其中的碘也不像麵粉中的碘那麼容易被人體吸收——因此加碘鹽充其量只是讓人們安心而已。事實上，美國國家衛生統計中心發現：**在兩千年時，人們所攝取的碘比起大約三十年前少了五十％。**

我們拿掉了碘，添加了溴，結果便造成了一個毀滅性的後果：溴勝出，碘退場。這使得我們的身體能夠用來保護並滋養乳房的碘變少了，於是，體液便開始累積，為了隔離毒素，囊腫開始形成，荷爾蒙受體受到干擾，乳房疾病便逐漸惡化。

有沒有一種既便宜又簡單的元素可以在一天到三個月內發揮逆轉良性乳房疾病的效果呢？

有的，就是碘。

這是醫學研究的結果，也是成千上萬婦女使用碘劑後的心得，更有成千上百個具備用碘知識的醫療人員的臨床報告可供佐證。當整合醫學專家麥可‧薛契特醫師（Michael Schachter）在二〇一〇年美國醫學促進協會的大會中發表有關碘的報告時，他問在座有多少位醫師有開碘劑給病患使用，結果有半數的醫生都舉了手！

當我公開表示我正在寫一本有關碘的書，想要收集人們使用碘劑的心得時，有許多罹患乳房纖維囊腫的病人寫電子郵件給我，告訴我她們的病痛如何因為碘而改善或痊癒（她們當中有些人甚至和疾病奮鬥了一輩子），令我印象深刻。只可惜我無法把這些感人的故事全部都用上。

如果碘可以把毒素趕出人體之外，它一定具有某些特性可以讓乳房保持健康。這是「乳癌的完美風暴理論」的基礎；這是一個有關毒藥和解毒劑的故事。

● **事件4**

當戰後嬰兒潮世代和她們的下一代即將進入停經期時，她們的荷爾蒙分泌情況會變得比較不穩定。這時，她們的荷爾蒙受體必須保持乾淨，乳房組織也不能有毒素累積，這樣才能使兩者發揮最大的功能。中年婦女最容易罹患乳癌，也比較容易因為溴而出現內分泌紊亂的現象。

乳癌的完美風暴理論

作用機轉

　　碘的作用機轉很多，目前仍不清楚它在各個情況下（包括在乳房內）如何運作。亞伯拉罕博士指出，十九世紀的醫師發現碘可以抑制感染、腫脹、皮膚及內分泌系統和其他方面的異常，因此用 deobstruent（排除堵塞的物質）這個字眼來稱呼它，此後，科學界更慢慢發現碘是維生器官發育和保養所不可或缺的營養素。

　　不過，有一點倒是很清楚：「乳房喜歡碘。」（這是一位醫生說的話）早在一九七四年時，研究碘的先驅伯納德‧艾斯金醫師（Bernard Eskin）在他的一項研究中便發現：生病的乳房吸收放射性碘的速度是正常乳房的兩倍。

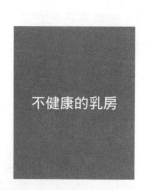

請參見：Eskin et al., Human Breast Uptake of Radioactive Iodine, Obsterics & Gynecology, 1974.

圖12　不正常的乳房會吸收雙倍的放射性碘

如今，科學家們已經確定碘對乳房所具有的若干特定作用：

- 當老鼠無法從膳食中獲取碘時，牠們的乳房會出現腫脹、結節和良性乳房疾病。
- 老鼠如果攝取了充分的碘，即使牠們被投予會導致乳癌的二羥甲基丁酸（DMBA），牠們的乳房也不會長出腫瘤。
- 碘會使得乳房中的雌激素受體不那麼敏感。
- 當科學家們（Vega-Riveroll et al）讓一群做過切片的乳癌患者服用碘劑時，他們發現碘會：（1）使得癌症細胞死亡，（2）減緩癌症細胞的分裂，（3）減少促進腫瘤生長的血管的大小和數量，並且使得那些患者過度活躍的卵巢分泌較少的雌激素。

我們能不能逆轉這場完美風暴？能不能扭轉導致這種致命疾病的三個因素，從而降低婦女罹患乳癌的風險？

我們必須採取行動，在這場完美風暴吹起時加以遏止，解決人們缺碘的問題，防患於未然。我們應該繼續追查，不要等待。

更多有關碘的故事

蘇安 ⟶ 乳房上的痣脫落了，乳房發炎的現象已經檢查不出來，乳癌也不再復發

我使用碘劑後出現了三種效果：

我的左側乳房做過隆乳手術，那裡的皮膚上長了一顆小小的痣（也可能是瘤），我偶爾會用二％的魯格爾碘溶液塗抹在上面，過了兩年後，它就脫落了。現在我就不需要擔心它會變成腫瘤了。

二〇〇九年時，我做了一次熱像儀檢查，結果發現我右側的乳房上有一個熱點。後來我一直服用Iodoral碘片和輔助營養素，並在乳房上塗抹魯格爾碘溶液，現在，我每年做熱像儀檢查時，都沒有看到我的右側乳房有發炎的現象。

三年前，我的左側乳房做過切除手術，現在乳癌也沒有再復發（我服用Iodoral並塗抹魯格爾碘溶液）。

喬 ⟶ 性欲和雄心都恢復了

我第一天服用四十毫克的魯格爾碘溶液後，晚上睡覺時，心跳變得有點「怪」，我心想，說不定第二天我就變回二十歲了。結果後來我做了一個春夢，而且醒來時仍然「性致勃勃」──對我來說，這

可是件大事，因為我已經好一陣子完全沒有性欲了。後來，我還能夠做早餐、淋浴、穿衣服、穿過一條繁忙的街道去寄信，並且走一・六公里的路去寵物店，然後又走回家。

這些事情聽起來好像都沒什麼了不起，但是對我來說卻是很顯著的進步，因為我之前有好幾天一直都沒辦法做這些再尋常不過的事，直到今天才有力氣。

菲莉西亞 ⋯⋯ 更年期的夜晚盜汗現象消失了

我的醫生告訴我碘能使所有的荷爾蒙受體變得正常，或許是因為這樣，我在更年期的夜晚盜汗現象完全消失了。

葛瑞格 ⋯⋯ 用了沾魯格爾碘溶液的牙線，牙齦不再流血、疼痛

我相信我的牙齦之所以不再流血、疼痛（發炎）是因為我用沾了碘的牙線清潔牙齒。

一年多以來，我的牙齦或多或少都有這個問題，但後來我開始把牙線沾滿碘液，讓碘能夠深入問題的「根源」。我每天這樣做兩次，結果才過了兩三個禮拜，所有疼痛流血的現象就都消失了。現在我已經不再用「碘牙線」，而改用一般的牙線，看看這個毛病會不會再犯（希望不會）。

麥蒂 ┈┈ 乳癌後在做乳房攝影檢查時發現的囊腫已經消失了

　　我今年六十歲，曾經得過乳癌，目前正義務擔任輔導乳癌病患的工作。我是在十五年前罹患乳癌的，當時左邊的乳房被切除了。到了二〇〇八年時，我另外一邊的乳房長出了囊腫，在乳房攝影檢查的片子上看起來很大，而且我也可以摸得到；我擔心它會導致乳癌復發，於是我試了幾個方法，但都不管用。

　　在琳恩的乳癌智庫上，我聽說舟橋村博士曾把碘和黃體素用在動物身上，結果發現黃體素能幫助碘到達它應該去的細胞。於是我開始每天服用五十毫克的Iodoral碘片，並用棉花棒沾魯格爾碘溶液塗在囊腫的部位，等到碘溶液被吸收後，再擦一點天然的黃體素乳膏。

　　不到四十八小時，囊腫就開始縮小。於是我把Iodoral的劑量降低到二十五毫克，但這並不是個好主意，囊腫又變大了；我繼續用原來的方法，結果囊腫就消失了。我的醫生幫我做檢查時，在片子上再也看不到任何東西了，他在報告上寫說那個囊腫已經消失了。我把這些資料都寄給琳恩了，她在演講中放幻燈片時都會用到這些片子。

珍 ┈┈ 甲狀腺結節和囊腫不見了

　　我可以告訴你們我上回做甲狀腺超音波時，我的甲狀腺結節和囊腫已經看不見了。我要再過一陣子才會做超音波，看看我的子宮肌

瘤有沒有縮小。一旦我得到具體的證據並且看到我的婦產科醫師臉上的表情，我就會和妳連絡。

馬嬌莉 ┈┈ 關於她那鎳幣大小的乳房硬塊、纖維肌痛和其他狀況的故事（經她同意後從她的部落格轉載）

（引自http://thisissogood.wordpress.com/2012/02/10）

我許多個月之前就想寫這篇文章了。希望它能引起你們的興趣，也希望它可以對你或你認識的人有所幫助。

我寫這篇文章的目的有兩個：第一：討論我罹患乳房纖維囊腫以及補充碘劑的經驗，第二：評論《碘：你為何需要它，又為何少不了它》這本書。

二○○五年時（當時我二十八歲），我發現我左側的乳房有一個小小的硬塊。當時我的觀念還很傳統，不但固定攝取低脂和「有益心臟」的全穀類食物，還長期上健身房做心肺有氧運動，同時我也相信西醫可以解決所有健康上的問題。

發現硬塊後，我在驚慌之餘打電話給我的醫生，請她幫我做一次乳房檢查，她也認為這個硬塊並不尋常，要我立刻去做乳房X光攝影。在檢查之前，我心裡七上八下，忐忑不安，在檢查的過程中更是緊張得幾乎昏倒，如今想來，必然是因為疼痛（天哪！那可真痛！）加上焦慮所致。

結果，他們果然在片子上看到了一個東西，並叫我去看外科，跟醫生討論該怎麼做。醫生說我有乳房纖維囊腫，而我發現的那個硬塊叫做乳腺纖維腺瘤，不是惡性腫瘤，但應該切除，因為如果放著不管，它可能會變得像壘球那麼大（這下我更慌了！）。

　　於是我同意接受門診手術。手術過程中，我始終保持清醒，醫生也讓我看了他拿掉的那個硬塊，它幾乎不到一顆小彈珠那麼大。他們把它拿去化驗，幾天後，我得到通知說那是良性的，這才讓我鬆了一口氣。

　　那麼，我怎麼會長出這個硬塊呢？我該怎麼做？這種硬塊以後是不是會一再出現，讓我必須一再地動手術將它拿掉？

　　對於以上這些問題，醫生的回答是：「我們也不清楚。」「什麼也不能做，只要定期做乳房攝影追蹤就好了。」「是的，乳房硬塊是不能加以輕忽的。」

　　這下可好了。於是，後來我就乖乖的定期做乳房檢查、乳房X光攝影，也做了許多次超音波。這段期間，並沒有發現什麼可疑的硬塊或腫瘤，但在做了第二次乳房X光攝影之後，我就不想再做了，我的醫生也同意讓我暫停，等到四十歲時再做，但條件是我必須定期接受乳房檢查。好，就這麼說定了。

　　這段期間，我的下背部經常會痛，但看了西醫之後，症狀還是沒有緩解，於是在二〇〇九年時，我就開始尋求另類的治療。結果在一位全人醫療的醫師那兒得到了很有效的診治，後來我請他幫我轉診

到一個實施全人醫療的家醫科醫生那兒，這時我已經對另類醫學／全人醫學／自然醫學深信不疑了。

二〇一一年四月時，我把我所有的病歷都轉移到那位家醫科醫生那兒，並前往她的門診做了一次檢查，正式成為她的病人。我們討論了我的乳房纖維囊腫病史後，她就幫我做了檢查，但並未發現有任何異常，不過她說，我還是應該要每年追蹤（她仍然鼓勵我定期做乳房檢查）。

一個月後，我發現我的右側乳房有一個鎳幣大小的硬塊。糟了，它又來了……我和那位新的醫生約好一個禮拜之後去看門診，但在就診前的那段時間，那個硬塊就變大了（差不多有一個二十五美分硬幣那麼大）。想到從前那些醫生跟我說的話，我便忙不迭的告訴她我可不想再動手術或做乳房 X 光攝影了！她聽了以後就立刻安撫我，平息了我的恐懼。她說我絕對不需要再做乳房 X 光攝影，也很可能不需要動手術。

第一步：她要我做乳房熱像儀檢查。這種檢查完全沒有侵入性，而且無痛，也沒有放射線的問題，之後只要定期做乳房攝影追蹤就好了。當然，這種檢查健保並沒有給付，但我還是願意花一百美元求個心安，並且藉此了解一下自己目前的狀況……後來，我的檢查結果一如預期：那個硬塊並不是惡性腫瘤，而是又一個乳腺纖維腺瘤。

第二步：她要我開始補充高劑量的碘（五十毫克的Iodoral碘片）

和一百毫克的硒。不知道為什麼，我當時被嚇壞了，就碘而言，美國的建議攝取量是一百五十微克，吃這麼多安全嗎？會有什麼副作用呢？長期下來會不會有什麼後遺症？

　　我的醫生叫我不要擔心。我雖然信任她，但還是有點不放心，於是便趕緊回家，開始搜尋有關Iodoral和乳房纖維囊腫的資料，但幾乎什麼都沒查到。網路上僅有的那麼一點資料也讓我很沒有信心，因為有些婦女宣稱她們服用了Iodoral碘片之後，症狀一點都沒有改善。

　　就在這時，艾力士有一個同事正好因為乳癌而在布朗思坦博士設在密西根州布倫菲爾德市（Bloomfield）的全人醫療中心（Center for Holistic Medicine）接受治療。她買了布朗思坦博士所寫的那本書《碘：你為何需要它，又為何少不了它？》送我。我一拿到之後就立刻看了起來，其中的內容我沒法在這裡說得很清楚，但大意就是：乳房和甲狀腺是人體兩個貯存碘的主要部位，如果缺碘或完全沒有碘，這些組織就會變得很容易生病——包括罹患乳房纖維囊腫和乳癌等等。書中有一章專門討論這個問題。

　　於是我決定嘗試補充碘劑。醫生要我服用五十毫克的Iodoral和一百微克的硒，一天一次，連續六個星期，然後再把Iodoral的劑量減半，變成二十五毫克（硒的劑量不變）。這樣過了六個禮拜後，醫生說我可以再把Iodoral的劑量減半（十二・五毫克）並繼續服用硒，以後就繼續維持這樣的劑量。

我照著做了。你猜結果怎樣？真的有效耶！！！不到兩三個禮拜，那個硬塊就變小、變軟，也不會那麼痛了。不到一個月之後，它就變成了我服用碘劑之前的一半大小，不到兩個月之後，它就消失了，而且**整個過程無痛、沒有壓力，也不用做任何侵入性的治療。**

　　那麼，它怎麼會有效呢？根據布朗思坦博士在《碘：你為何需要它，又為何少不了它？》這本書中的說法：

　　動物研究證實：人體如果缺碘，乳房的結構和功能將會受到影響。我在自己做了實驗和研究後，和其他好幾位研究人員一致認為**缺碘是導致乳癌和乳房纖維囊腫的原因。**我認為婦女有必要接受碘濃度檢測，如果發現有缺碘的現象，就應該開始補充碘劑。

　　乳房是人體貯存碘的主要部位之一。在人體缺碘的情況下，甲狀腺和乳房會彼此爭奪僅有的一些碘，這會導致甲狀腺和乳房的碘被耗盡，並可能導致甲狀腺腫、甲狀腺機能減退、自體免疫性甲狀腺疾病以及乳癌和乳房纖維囊腫等乳房部位的疾病。除此之外，其他腺體組織如卵巢（這是人體內碘濃度第二高的部位）等也會變得枯竭。

　　事實上，需要碘的部位並不只有乳房和甲狀腺而已，**前列腺、消化道、唾液腺、骨頭和結締組織也都需要碘。**如果你有這些部位並且希望它們保持健康，你或許應該確保你的飲食中含有足夠的碘。

　　以上是我的故事，我覺得我應該和大家分享。儘管我早在採取原始人飲食法之前就有乳房纖維囊腫，不過值得一提的是：這類飲食

法所含的碘通常都很少。大多數人在改採這種飲食法之後，都會選擇用賽爾特海鹽，而不用加碘鹽，此外，我們在避免攝取加工過的包裝食品時也連帶的攝取不到加碘鹽，而我們——尤其是中西部各州——的土壤都缺少碘，這意味著我們的農牧產品並無法提供我們充足的碘。魚類含有頗多的碘，海藻類也是碘的絕佳來源，但這些通常都不是我們每天會食用的食物。

我強烈建議你去找一位全人醫療或自然醫學的醫師，請他幫你做測試，看看你是否需要補碘。但我不建議你自行補碘，因為你的醫生很可能會希望在你補碘時監測你的甲狀腺機能。

還有一點我要提出來。我從事的是醫療業，每天都接觸到傳統的西方醫學，我確實相信西醫的許多療法和驚人的醫學進展已經大大的改善了我們的生活，但目前的醫療還是有它不足的地方，發生在我身上的故事就是一個例子。我們不應該頭痛醫頭、腳痛醫腳，而是應該找出病因並加以治療，否則我們將無法確定，這樣做是否足以真正痊癒，或者只是在白忙一場？

Chapter
19

缺碘危機後的下一步
將真相傳播出去

> 每一個真理在受到認可之前都會經歷三個階段。
> 首先，它會被人嘲弄，其次它會遭受反對，最後，它
> 會被視為不證自明的事實。
>
> ——叔本華

你已經清楚缺碘的危機了。下一步呢？現在，你已經很清楚問題所在，而認知永遠是前進的第一步。

● 你會踏上怎樣的「碘之旅」？

● 你能挑戰這個盛行的缺碘危機嗎？

● 你能不能想出一個方案來解決這個公共衛生的危機？

● 你能查明「是誰偷走了碘」這個醫學謎團嗎？

● 你能把那個解決方案用在自己身上嗎？

● 看了這麼多生命因為碘而改變的例子後，你能擬出自己的計畫嗎？

● 你能夠展開屬於你的「碘之旅」嗎？

請你加入其他人的行列，了解這個缺碘危機，並且展開行動。和別人分享你的問題和解決方法，告訴大家那個中國村莊的故事（有長達五百年的時間，那裡的孩童都長不高，母山羊經常流產）。還有那位有三個孩子卻無法起床的媽媽、那個終於能幫助家計的年輕人，以及那些終於擺脫了乳房疼痛的婦女。

　　每一個受惠於碘的人士都可以用自己的親身經驗來使這項有關碘的研究變得更加豐富，我們可以透過分享來戰勝這個缺碘危機。這是因為缺碘雖然是世界各地都很普遍的現象，但痛苦和孤立卻是個人的感受，唯有分享資訊，才能解決這個問題。在這個過程中，強大的網際網路是我們的一大助力，這是近幾個世代以來我們這個多災多難的世界首次能有這樣的工具。如果分享《缺碘大危機》中的資訊能夠從把人——哪怕只有一個人——從長年病痛的深淵中拯救出來，你們用來讀這本書的時間就值得了。

　　請記住這個令人憂心的事實：大多數醫師和科學家都無法直接發言反對目前政府所制定的標準，也就是有關碘的建議攝取量（RDA）。這個標準是從哪裡來的呢？它並沒有事實的根據，也不符合那些因碘而生命有所改變的人士的經驗。大多數有執照的醫界人士都必須遵守舊有的、主流的觀念，因為他們如果把碘的好處公諸於世，挑戰現有的觀念，他們個人將會付出很高的代價。

　　我們必須支持那些揭發缺碘現象的醫師，他們雖然發現了一個可以有效解決健康問題的方法，但不幸的是，他們的事業卻可能因此

受到危害，執照可能會被吊銷。歷史上充滿了這類案例：保守——喔不，應該說是反動——的觀念阻礙了有思想、有遠見的個人所做的重要發現，使得那些造成無數苦難的古老問題始終無法獲得解決。

請記住：在十九世紀時，森梅威思（Semmelweis）建議醫師們在接生嬰兒前應該洗手，以避免產婦因罹患產褥熱而死亡，結果他卻受到許多嘲弄。這真的很諷刺——一個醫學或科學方面的專家掌握了一些攸關他人生命的資訊，但他（她）知道的愈多，卻愈有顧忌。

因此，傳播這些資訊的責任就落在一般大眾的身上。我們必須讓更多人知道我們在此處所分享的這些案例，必須大幅提高這些資訊的能見度。誠如本書所言，我們已經有方法、有步驟能解決缺碘危機，而且這些方法、步驟已經幾十年了。我呼籲你們把碘的資訊告訴朋友和家人，和他們分享那些科學家和醫師所知道的事，因為那些科學家和醫師受他們的職務所限，無法公開宣揚有關缺碘的真相。

我是以新聞記者和圈外人的身分撰寫這本書，因此我可以大聲的說：「請你們看看我的夥伴們所發現的這些資料。」你們可以去查證我們說的是不是事實，請你們去了解，去驗證這些資料。

因為撰寫這本書，我得以和大家分享我對碘的強烈信念：它改變了我的生命，也改變了其他許多人的生命。如果你和我有著一樣強烈的信念，請你大聲說出來。

● **說出真相！**目前碘的建議攝取量只有一百五十微克，由於現今我們

的環境裡充斥著溴，因此這樣的標準實在是太低了。請你們和美國國家科學院連絡，請他們考慮調整這個建議攝取量。

- **拒絕加碘鹽的騙局**！有關單位廣為宣導的觀念是：加碘鹽可以提供足夠的碘，讓我們保持健康，但事實上，沒有人知道那些鹽裡含有多少碘，因為鹽罐子一被打開，那些碘就揮發了。
- **分享相關資訊**！讓大家知道我們的食物和環境裡充斥著抗碘的含溴（或溴化物）添加物。這些添加物可能是造成缺碘的原因之一。
- **把本書送出去**！送給你的醫師或藥師，告訴他們你想嘗試碘劑。

　　我會長期進行這場推廣碘資訊的運動，我那些推行草根碘運動的朋友們也會，我們不會讓這個運動的精神消失。

　　如果想知道更進一步的資訊，請上http://www.IodineResearch.com這個網站或者我個人的網站http://www.LynneFarrow.net。

　　我會繼續蒐集整理有關碘的成功案例，以記錄每一個人使用碘劑的效果。

　　如果你想分享親身的經驗，請將詳細內容寄到我的e-mail帳號：Lynne@LynneFarrow.net。

Part
4

實用資源

碘負荷檢測

蓋伊‧亞伯拉罕博士和他的同仁發現二十四小時碘負荷檢測有助於評估病人體內是否有足夠的碘。

其原則就是如果人體內的碘含量充足，則在試驗之初所攝取的五十毫克的碘大部分都會在二十四小時內隨著尿液排出。

如果體內缺碘，則試驗前所攝取的碘有很大一部分都會留在體內，只有一小部分會隨著尿液排出。

那些碘醫師們發現：測試結果碘濃度低於九十％的病人都應該補充碘劑。

二〇〇七年碘研討會的最新消息：如果病人罹患了因缺碘而導致的疾病（例如甲狀腺功能異常或乳房疾病）但測試的結果卻正常，這可能顯示他的鈉碘轉運體（NIS）的吸收機制出了問題。在這種情況下，病人在測試時所攝取的碘可能不會被身體所吸收，而是經由身體直接進入尿液中。

檢測結果可能會是假性正常。碘醫師們建議先補充碘劑三個月，然後再做一次檢測。當身體吸收碘的能力增強時，檢測出來的數值應該會降低（符合臨床的狀況），然後再穩定上升。

乳癌選項基金會都會建議那些參加碘調查計畫的人士前往FFP實驗室去做試驗，以確保我們的資料庫中所收集的檢驗結果具有一致性。如果你住在紐約，可以請你的醫師和Doctors Data Lab連絡。同時，在做檢測時，一定要用五十毫克的Iodoral，或者你也可以請你的醫師提供Iodoral碘片。

　　若要訂購碘負荷檢測套組，可以和FFP實驗室連絡。他們的電話是877-900-5556。你也可以寫電子郵件給該實驗室（ffp_lab@yahoo.com），看看你那一帶是否有具備用碘知識的醫療人員，或者問他們是否可以把你的檢測結果轉給傅雷查醫師。

　　Hakala實驗室也有做碘負荷檢測，並且可以把檢測套組寄到歐洲。若想了解碘負荷檢測的細節，請參閱傅雷查醫師發表的文章：The Iodine/Iodide Loading Test，你可以在這邊找到：www.optimox.com/iodine-study-21。

補碘方針

（發表於二〇〇七年十月的碘研討會）

　　亞伯拉罕、布朗思坦和傅雷查等三位醫師已經用補充碘劑的方式治療了四千多位病患。以下這套方針是他們在文章和演講中所提出的建議。我們感謝他們做了這些開創性的研究，也感謝他們對碘療法這個領域所做出的重大貢獻。

碘和輔助營養素

- 至少50毫克的碘（也可以從12.5毫克開始）。

- 有些醫師可能會建議使用另外一種碘劑（如魯格爾碘溶液）。Iodoral的成分和魯格爾相同，只是特別做成錠劑的形式，以避免刺激腸胃。

- 每天3,000毫克維他命C（如果要排除體內的溴化物毒素，可能需要吃更多）。

- 300~600毫克的氧化鎂（參加碘調查計畫的人員選擇服用甘胺酸鎂或檸檬酸鎂）。

- 200微克的硒，但有許多人愛用硒蛋胺酸。

- 500毫克菸鹼酸（B_3），一天兩次（不是菸鹼醯胺），開始時劑量要低一些，以避免熱潮紅。100毫克的維他命B_2，一天三次。也可以用ATP輔因子來代替。

- 在膳食中添加½茶匙粗海鹽（在經過幾次的碘研討會之後，幾個主要的病患交流團體以及幾位碘醫師一致認為應該在補碘方針中加入這一條，建議病人在膳食中額外添加½茶匙的粗鹽。但在實施鹽負荷法、在飲食中添加額外的鹽或採行任何醫療策略之前，請務必先閱讀鹽負荷法的內容，並請教你的醫師）。

- 必要時，可以把¼茶匙粗鹽加入240c.c.的水中，一天飲用兩次。

- 攝取綜合維他命和充足的營養。

魯格爾碘溶液圖表(每滴中的含碘量)

魯格爾每滴含量	碘	碘化物	總含量
2%	1.0毫克	1.50毫克	2.50毫克
3%	1.5毫克	2.25毫克	3.75毫克
5%	2.5毫克	3.75毫克	6.25毫克
7%	3.5毫克	5.25毫克	8.75毫克
10%	5.0毫克	7.50毫克	12.50毫克
15%	7.5毫克	11.25毫克	18.75毫克

- （二〇〇八年二月）亞伯拉罕博士提醒大家：「補碘之所以沒什麼

效果，最常見的原因是鈣質攝取過量（一天2,000~3,000毫克）。」
（Vitamin Research News Vol.22，Number 2.）

● 二〇〇九年修訂的內容：根據乳癌選項所收集到的碘調查計畫參與者的資料，ATP輔因子能夠幫助身體更快速的吸收碘並使得TSH數值變得正常。

鹽負荷法

　　使用碘劑的人士經常會以鹽負荷法來緩解溴化物和其他許多毒素所導致的排毒症狀。事實上，一百多年來，醫師們一直用鹽來消除溴化物的症狀。

　　薛文醫師在二〇〇七年二月舉行的碘研討會中，提出了他的鹽負荷法：

● 把¼茶匙（請注意：參加我們的碘調查計畫的人士已經發現把½茶匙的鹽溶入水中，作用的速度會比¼茶匙更快）未經加工的粗鹽放在½杯溫水裡溶解後喝下去，然後再喝360~480c.c.的純水。

● 必要時，在30~45分鐘之後重複再做一次。可以再次重複，直到大量的尿液產生為止。

● 觀察個人的反應（通常不到幾個小時就會有反應）。

你可以參考薛文醫師的網站（網址：www.DrShevin.com）。**在實施鹽負荷法或採行任何醫療策略之前，務必要詳閱鹽負荷法的內容並請教你的醫生。**

請參閱布朗思坦醫師的著作《用鹽保健康》。此書的第二版可以在http://www.DrBrownstein.com網站上購得。

溴化物和其他毒素的排毒症狀與因應策略

　　因補碘所導致的溴化物排毒症狀可能包括（但並不僅限於）下列各項：

- 眼皮抽搐

- 腳部抽搐

- 手部或腳部刺痛

- 思想灰暗（例如：生命沒有意義）

- 沮喪（例如：不想起床）

- 焦慮

- 情緒化

- 嘴巴和舌頭潰瘍破皮或「口瘡」

- 「不一樣的」粉刺、「溴化物粉刺」、「像粉刺一樣但不是圓錐形的疹子」（有些使用碘劑的人士發現鋅有助清除溴化物粉刺）

- 皮膚上有「傷口」

- 掉髮

- 腦霧

- 腿部和臀部疼痛（像是關節炎）

- 疹子（溴疹）

- 嘴巴有金屬味

- 鼻竇痛

- 櫻桃狀血管瘤

- 流鼻水

- 頭痛

- 鎮靜感

- 瞌睡

- 吞嚥時有異物感（從前的醫學文獻說是「聲門腫脹」）

- 體臭

- 尿液氣味或顏色異常

- 口乾

- 尿道痙攣、頻尿（被誤認為尿道感染）

- 腹瀉

- 便祕

- 視野改變

- 易怒

- 唾液增多

● 夢境改變

● 荷爾蒙改變

● 腎臟痛

● 乳房觸痛（暫時性的症狀）

　　許多參與乳癌選項基金會的碘調查計畫的人士以及Curezone Iodine Forum和Yahoo Iodine Group的成員都發現以下方法可以緩解補碘時因溴化物、細菌屍體和其他毒素所引起的令人不適的排毒症狀。在採用以下這些方法前請先請教你的醫師：

1.鹽負荷法被許多人認為是補碘時最有效的清除毒素的方法。

2.脈衝式劑量調整法。亦即停止服用碘四十八小時，讓腎臟能夠休息，但在此同時必須繼續服用輔助營養素。

3.一天分幾次攝取達到飽和劑量的維他命C。

4.攝取完整的輔助營養素。根據許多人的使用心得，碘的輔助營養素（包括ATP輔因子）會增強細胞的排毒作用。

5.喝多一點水。這一點非常重要！

6.根據有皮膚症狀的用碘人士的經驗，添加二十五毫克的鋅往往會有幫助。

附錄 A

溴化物如何擠掉人體的碘？

　　當來自環境、職場、醫療或飲食中的溴使得人體中的溴濃度上升到足以抑制碘酵素的代謝時，就可能會出現溴化物勝出的狀況，進而導致人體缺碘。

　　補充碘劑會改變溴和碘之間的競爭關係，導致溴化物被排出體外，如此便可削弱溴化物勝出的態勢，並使得碘的酵素代謝可以回復到正常的狀態。

　　在這毒素氾濫的二十一世紀，我們必須提出以下這些問題：

- 如果沒有溴化物勝出的因素，我們是否仍然會面臨這麼嚴重的缺碘現象？
- 如果缺碘是許多疾病的根本原因，則溴化物是否為「造成根本原因的根本原因」？
- 溴化物勝出現象是否正造成公共衛生的危機？

溴化物勝出現象是怎麼來的？

溴化物是一種隱藏在許多日常用品和殺蟲劑裡的添加物。由於添加了溴化合物的產品極多，當人們接觸到這種人造的添加物時便會導致身體缺碘。科學家以動物所做的實驗提供了驚人的證據，顯示即使只接觸到少量溴化物，也可能會造成中毒的現象。

哪些產品含有溴或溴化物？目前，含有溴化物的產品包括殺蟲劑（溴甲烷）、某些種類的麵包（溴酸鉀）、可能被添加在柑橘風味飲料中的溴化植物油、按摩浴缸的清潔劑、用來緩解氣喘的若干噴劑和處方藥物、塑膠類產品、某些個人衛生清潔用品和一些紡織品染劑。

溴對各種器官的影響

缺碘會削弱甲狀腺和其他器官的機能，但如果一個人體內的溴化物和碘的比率較低，溴化物可能不會造成什麼問題。

甲狀腺

溴化物濃度過高和每一種甲狀腺疾病（包括單純的甲狀腺機能減退、自體免疫性疾病和甲狀腺癌）都有關連。馬倫成柯（Msalenchenko）發現**甲狀腺癌患者其甲狀腺組織內的溴化物濃度是正常人的五十倍。**

老鼠在被餵以溴時，即使劑量非常微小（相當於牠們一般在環境中就可能接觸到的劑量），牠們身上還是會出現類似甲狀腺腫的變化，這可能是溴化物勝出的現象。

在FIRE的一項研究計畫中，研究人員讓老鼠接觸阻燃劑中的含溴化合物溴化環十二烷（bromocyclodecane）之後，牠們的甲狀腺荷爾蒙軸都受到了影響——其中包括T4減少，同時牠們的甲狀腺細胞會擴大，細胞核也會變大，顯示合成活性增加。

隨著老鼠所攝取的溴化物增加，牠們的**甲狀腺內所含的碘有足足三分之一被溴化物所取代。**

皮膚

有一名婦女曾經使用含有溴化物的鎮靜劑將近四年的時間，她的皮膚切片顯示她的正常皮膚內所含的溴化物偏高，而患部的皮膚所含的溴化物更是正常皮膚的三倍。

一個嬰兒在被給予含有溴化鈉的糖漿後臉頰和頭皮上都長出了會增生的病斑。

一些長期接觸到含溴化合物的技師在軀幹和四肢上都長出了許多櫻桃狀血管瘤。

心智

精神病學的文獻裡有許許多多的例子顯示，溴化物濃度過高與

憂鬱症和精神分裂症等各式各樣的精神疾病有關連，正如亞伯拉罕醫師所提出的疑問：「有多少溴中毒的人因為被誤診而正在接受精神疾病藥物的治療？」。

一九五〇年代時，溴化物曾被用來抑制婦女的性欲。

聽力

目前已知溴酸鉀（麵包中的一種添加物）會對人與動物造成腎臟的損害和永久性的耳聾。在FIRE的計畫中，研究人員連續二十八天讓老鼠接觸阻燃劑中的含溴化合物——四溴雙酚A——之後，對老鼠所造成的最直接影響就是聽力——特別是在低頻的範圍。

腎臟

溴酸鹽能夠致癌（尤其是腎臟癌）是很值得關切的健康議題。當老鼠的飲水被添加高劑量（長達一百週）的溴酸鉀時，它們的腎臟的基因表現和低劑量（非致癌）時明顯不同。高劑量時的腎臟基因表現類似腺瘤的表現模式。

常見的含溴產品

麵包

大多數市售麵包和烘焙產品都含有溴酸鉀（臺灣二〇〇五年已禁止溴

酸鉀內於麵包），這種添加物可能是人們攝取到太多溴的罪魁禍首。溴化麵粉就是以溴酸鉀來「強化」的麵粉，有些烘焙業者宣稱他們使用溴化麵粉是因為它做出來的成品較穩定，所做出來的麵糰也較有彈性，經得起麵包鉤等市售烘焙工具的攪拌塑型，但事實上培珀莉公司（Pepperidge Farm）用不含溴的麵粉也能做出很好的成品。

關於在麵包中禁用溴酸鉀的做法

英國在一九九〇年時下令規定麵包中不得含有溴酸鹽，加拿大在一九九四年時也比照辦理。紐澳食品法規部長級委員會（Australia and New Zealand Food Regulation Ministerial Council，簡稱ANZFRMC）在二〇〇七年七月時曾經提出一項方案，強制業者在麵包、早餐穀麥片和餅乾中使用加碘鹽，但到目前為止尚未正式通過。

一九九九年時，美國公共利益科學中心（the Center for Science in the Public Interest）請求美國食品藥物管理局（FDA）禁止使用溴酸鉀。他們指控多年來FDA已經知道溴酸鹽會使得實驗室的老鼠罹患癌症，但卻沒有禁止使用。截至二〇〇七年九月為止，針對乳癌選項基金會的詢問，食品藥物管理局的回覆是：「溴酸鹽目前仍被列為安全的添加物。」（二〇一五年美國環團又向政府請願禁用。）

水

當含有溴化物的飲用水暴露在臭氧中時，就會形成溴酸根

離子，這是一種強力的氧化劑。迄今為止，美國已經發生過兩次含溴酸鹽的飲用水被召回的事件，包括二〇〇六年魏格曼公司（Wegmann's）的Food Your Feel Good About礦泉水，以及二〇〇四年可口可樂公司的Dasani。

牙膏和漱口水

一些牙膏和漱口水可能用溴酸鉀來做為抗菌劑與收斂劑，若吃下去將具有很強的毒性。用在牙膏內時可能導致牙齦流血與發炎。

阻燃劑中的溴

有許多商業和家用產品中都添加了阻燃劑，以便使產品比較不容易起火燃燒。有些家庭用品中的含溴阻燃劑（BFRs）會從產品中逸散出來，隨著灰塵進入環境和人體。

個人用品和若干化妝品

燙髮劑、染髮劑和紡織品染劑等產品中可能含有溴酸鈉：燙髮藥水裡的中和劑、染髮材料和紡織品染整的過程中會用到溴酸鈉。卞二甲烴銨（Benzalkonium）則被用來做為某些化妝品中的防腐劑。

附錄B

碘與乳房健康

如果有一種營養素可以……？

1. 使得乳房中的雌激素受體較不敏感。

2. 使得過度活躍的卵巢減少雌激素的分泌。

3. 降低乳房纖維囊腫（這往往是乳癌的前兆）的發生率。

4. 導致癌細胞死亡，減緩細胞分裂的速度，減少腫瘤的血管增生。

5. 比化療藥物服樂癌（Fluorouracil）更能殺死癌細胞。

6. 能使被餵食DMBA（會導致乳癌的毒素）的老鼠不致得到癌症。

研究顯示有些乳癌可能是因缺碘所致

當人們所攝取的碘質逐漸減少時，乳癌的罹患率也隨之上升了。但除此之外，科學家們還更深入的探討了補充碘劑對乳房相關疾

病和乳癌的影響，這是一個很重要的突破──事實上，多年來一直有人在從事這類研究，只不過這個題目是在近幾年來才開始變得比較熱門而已。

筆者在過濾了五十年來有關碘的研究並且和世界各地的研究人員通信之後做出了一個結論：環境中溴化物過多或飲食中碘質不足都會導致碘代謝異常的狀況。為了防止和治療乳房疾病，我們必須正視這個問題。

如今，人們缺碘的現象已經日益嚴重。自從一九七〇年代以來，美國人民的碘攝取量已經大幅降低了五十％，乳癌的發生率則不斷上升。

此外，在土壤中碘含量較低的美國「甲狀腺腫地帶」，乳癌的發生率也較高。

相形之下，日本的乳癌發生率和嚴重程度都低於歐洲和美國。這和他們的飲食有關，**日本的婦女在膳食中所攝取的碘是北美洲婦女的二十五倍，而她們的乳癌發生率則較低。**

此外，自從一九七〇年代以來，在美國和其他好幾個國家當中，會阻礙碘吸收的溴化物被添加到麵粉、若干種類的汽水和藥物中，使得人體缺碘的情況更加惡化。

在飲水中添加氟的做法也會使人體所吸收的碘被排出。當婦女所攝取的碘減少，同時卻因為各種毒素的影響而排出更多的碘時，罹患乳癌的風險就升高了。

碘和良性乳房疾病

　　如果讓老鼠無法從飲食中攝取到碘，則老鼠年紀增長時，便會罹患像人類一樣的漸進性纖維囊腫疾病（非典型病變、硬化性病變、鈣化和發育不良型的疾病）。讓罹患乳房纖維囊腫的病人補充碘劑則有助於消除乳房纖維化以及腫脹的現象。

　　研究人員曾經讓一群乳房疼痛並有纖維囊腫的婦女服用六毫克的碘長達六個月，結果其中有五十％以上的人症狀都有改善。有九十四％的婦女在食用褐藻後乳房疼痛和結節的現象有所改善。根據筆者對參與碘調查計畫的婦女所做的觀察，在補充碘劑之後，乳房疼痛的症狀在二十四小時後到三個月之內都會消失，時間長短則視所使用的碘劑而定。

　　既然良性乳房疾病會提高罹患乳癌的風險，而碘劑又能夠改善乳房纖維囊腫，因此我們乳癌選項基金會的人員建議學界能做一些研究，看看補充碘劑是否確實能夠降低乳癌罹患以及復發的風險。

碘與乳癌

　　對於乳房疾病的患者來說，碘的治療作用機轉或許可分為至少三個方面：荷爾蒙方面、生化方面和基因方面。

　　也就是說：碘會使得雌激素受體減敏，改變化學路徑並影響基

因，減緩細胞的生長，並導致惡性腫瘤的細胞凋亡（apoptosis，亦稱程序性細胞死亡），從而產生抗癌的效果。

研究人員以老鼠和人類乳癌細胞所做的實驗顯示：含有豐富碘質的海草具有抗癌的效果。

在老鼠的食物中添加海草可以延緩老鼠乳房腫瘤形成的時間並減少腫瘤的數量。研究人員以人類乳癌細胞所做的實驗也發現：裙帶菜會導致三種人類乳癌細胞死亡，它對癌細胞的效果比化療藥物服樂癌更強。

老鼠因接觸化學物質DMBA而形成乳房腫瘤時，如果補充碘劑，可以使得腫瘤停止生長。在補充碘劑期間同時攝取甲孕酮（medroxyprogesterone）的老鼠反應最為明顯：那些生長受到抑制的腫瘤的碘濃度是未受抑制腫瘤的兩倍。研究人員認為這是因為甲孕酮強化了碘的吸收率。

誠如布朗思坦醫師所言：「老鼠只要有了充足的碘就不會罹患乳癌。」

曾有研究人員針對乳癌病患做了一些小型的初步實驗，結果發現，乳癌病患在接受碘負荷檢測時，尿液中所排出的碘少於一般的健康人，顯示她們有缺碘的現象。

乳癌選項基金會的碘調查計畫目前正追蹤一群服用碘劑來防止乳癌復發的病人，其中大多數的人都宣稱，她們並未經驗到任何副作用。有些人則說她們其他方面的問題獲得了改善，例如甲狀腺機能好

轉、卵巢囊腫消失、子宮肌瘤縮小、體力和心情變好，腦筋變得更清楚等等。

　　但要注意的是：有些服用碘劑的人士會出現一些症狀。我們認為這些症狀是因為碘把溴化物排入血液而引起的溴中毒症狀。

　　根據美國國防部所委託進行的一項研究，溴中毒的症狀可能包括瞌睡、抑鬱、有負面的念頭、腦霧、便祕、腿部和臀部疼痛、粉刺、疹子等等。只要暫時停止服用碘劑，讓毒素排出，之後再開始服用較低的劑量，這些副作用通常都會在二十四到四十八小時內消失。此外，正如前文所述，飲用以粗鹽製成的鹽水可以加快溴化物通過腎臟排出的速度，從而迅速緩解排毒症狀。請參見本書第四篇「實用資源」中的鹽負荷法。

附錄C

含有抗碘的溴或溴化物的產品

溴化麵粉是人們最常接觸到的含溴食品之一。**大多數市售的麵包都含有用來做為麵質改良劑的溴酸鉀,而且這種成分通常不會被標示在烘焙產品上。**珀珀莉公司宣稱他們的麵包並不是由含溴麵粉所製成的(臺灣已禁用溴化麵粉,但仍有黑心事件傳出)。

含溴阻燃劑(BFR)雖然已經逐漸被淘汰,但仍使用於許多市售的地毯、床墊、兒童睡衣、某些填充動物玩偶、汽車內部裝潢、電子產品、傢具裝飾、帳幔和電話上,而且通常沒有標示。

溴化植物油(BVO)存在於某些汽水、能量飲料和食物中。請查看產品標籤。

如果你正在服用某種處方藥物,可以上http://www.RXList.com這個網站去查一查,比方說,你可以鍵入Atrovent(氣喘噴劑)這個藥名,然後看看藥品說明。注意其中有一種成分叫做異丙托溴銨(Ipratropium bromide),它不僅存在於Atrovent中,在其他

學名藥中也可看到。此外，抗憂鬱劑Celexa含有氫溴酸西酞普蘭（Hydrobromide），根據一九五〇年代的一份小冊子所述，這種成分在當時被用來做為治療女子淫狂的藥物。

以下網站有更多含溴產品的資訊：http://www.CosmeticAnalysis.com、http://www.EWG.org以及http://www.GoodGuide.com

- 溴被廣泛用來做為按摩浴缸的清洗劑。
- 苯甲烴銨則是普遍被用於某幾類化妝品中的防腐劑。
- 有些馬桶清潔劑中，含有一種叫做溴化十六烷基三甲銨（hexadecyltrimethylammonium bromide）的溴化物。

此外，還有：

- 乙醯溴（Acetyl Bromide）
- 二溴乙烷（Ethylene di bromide）
- 溴化苄(Benzyl Bromide)
- 溴丙烯（Allyl Bromide）
- N-溴代丁二醯亞胺（N-Bromosuccinimide）
- 5-溴苯酞（5Bromophthalide）
- 氰苯酞（Cyanophthalide）
- 2-溴乙烷（2 Bromoethane）

◆磺酸鈉（Sulfonic Acid Sodium Salt）

◆溴乙烷（Ethyl Bromide）

◆溴化正丁基（N-Butyl Bromide）

◆正溴丙烷（N-Propyl Bromide）

在下面幾類產品中，有一些牌子含有溴化十六烷基三甲銨：

◆蜜粉

◆衣物柔軟紙

◆腮紅

◆免沖洗護髮素

◆洗髮精

◆古銅色修容粉

◆眼影

◆洗髮潤絲精

◆直髮膏

◆造型慕思／泡沫

◆一般性的護髮產品

◆保溼面霜／護臉霜

◆蟲咬／蟲叮

◆臉部清潔劑

- 一般化妝品
- 身體和足部磨砂膏
- 青春痘藥膏和凝膠
- 造型髮膠／造型液
- 萬用清潔劑
- 馬桶清潔劑

    溴化十六烷基三甲銨（centrimonium bromide）常見於某幾類的化妝品、洗髮精、潤絲精、抗菌劑和個人衛生用品。它也可能以下列的名稱或縮寫出現：

- cetab; cetyl trimethyl ammonium bromide
- cetyltrimethylammonium bromide powder
- 1-hexadecanaminium, n,n,n-trimethyl bromide
- hexadecyltrimethylamine bromide
- rimethylammonium bromide
- n,n,n-trimethyl-1-hexadecanaminium bromide
- bromide 1-hexadecanaminium, n,n,n-trimethyl
- n,n,n-trimethyl-bromide 1-hexadecannaminium
- 1hexadecanaminium, n,n,ntrimethyl, bromide
- (1-hexadecyl) trimethylammonium bromide

肉豆蔻基三甲基溴化銨（myrtrimonium bromide）也叫做十四烷基三甲基溴化銨（Tetradonium bromide）。有些化妝品、Clearisil公司的產品和某些牌子的衛生紙含有這種成分。

月桂基三甲基溴化銨（laurtrimonium bromide，亦稱Domiphen Bromide）存在於某些漱口水或牙齒保健用品中。

溴化鈉（Sodium Bromide）存在於某些燙髮劑、染髮劑和紡織品染料中。

溴化十六烷基三甲銨（cetyltrimethylammonium bromide）存在於某些美甲產品和個人用品中。

月桂基溴化異喹啉氮鎓（Lauryl Isoquinolinium Bromide）存在於某些體香劑中。

其他含溴的化學物質包括：

● 2-溴丙烷（Isopropyl Bromide）

● 溴苯（Bromo Benzene）

● 1,3-二氯-5,5-二甲基乙內醯（1,3-Dibromo-5,5-dimethylhydantoin）

● 丙醯溴（Propionyl Bromide）

● 溴乙醯溴（Bromo Acetyl Bromide）

● 溴異丁烷（Iso Butyl Bromide）

● 間溴硝基苯（M-Bromo Nitro Benzene）

● 間溴苯胺（M-Bromo Aniline）

- 溴苯甲醚（Bromo anisole）
- 對-溴酚（Para Bromo Phenol）
- 吡啶氫溴酸鹽（Pyridine Hydrobromide）
- 三溴一氧化磷（Phosphorus Oxybromide）
- 1,3-二溴丙烷（1,3 Dibromo Propane）
- 4-溴甲苯（4 Bromo Toluene）
- 1,4-二溴丁烷（1,4 Dibromo butane）
- 三溴化磷（Phosphorus Tribromide）
- 四溴鄰苯二甲酸酐（Tetra Bromo Phthalic Anhydride）
- 鄰溴苯甲酸（Ortho bromo benzoic acid）
- 溴戊烷（1 Bromo Pentane）
- 溴化甲烷（Methyl Bromide，含或不含氯化苦劑）
- 鄰位溴苯鉀（Ortho Bomo Benzonitrile）
- 對溴苯甲睛（Para Bromo Benzo Nitrile）
- 2-溴丙酸（2 Bromopropionic Acid）
- 溴-3-氯丙烷（1 Bromo 3 Chloro Propane）
- 溴化鉀（Potassium Bromide）
- 溴化銨（Ammonium Bromide）

附錄D

藥品內與碘不相容的氟化物

附錄D是海蒂・史蒂文森（Heidi Stevenson）的文章，經她許可後轉載於此。她的部落格網址是：gaiahealthblog.com

作者註： 在停止服用任何藥物之前務必先請教你的醫生。

氟是一種毒素，普遍存在於藥物中，下頁將列出所有含有氟的藥物。

氟是一種毒素，無法被人類、動物或植物代謝。它會破壞骨頭與牙齒，並危害全身各個系統，但氟卻是藥品中最常見的元素之一。

以藥物為主的現代醫學很依賴氟。許多人都有氟中毒的早期症狀卻並不自知，這些症狀包括唾液分泌過多、噁心、嘔吐、腹瀉和肚子痛。不知道有多少人出現了氟中毒的症狀但卻以為自己只是得了流行性感冒。

這些症狀看似無害但卻頗為堪慮，因為它們可能顯示你的新陳代謝已經開始出了嚴重的問題，之後便會導致內分泌系統的疾病，如

低鈣血症、低鎂血症、高鉀血症和低血糖症。當一個人有慢性疾病時，這些狀況可能會在全身產生連鎖效應；即使沒有明顯的臨床症狀，但鈣、鎂、鉀和糖等人體必要的物質只要有任何一項失衡，就可能造成長期和永久的損害。

氟中毒也可能造成神經方面的損害，其症狀包括頭痛、震顫、痙攣、強直性宮縮、反射亢進、癲癇發作和肌肉無力等，最終則會導致畸胎，也就是最嚴重的先天性缺陷。

事實上，**戴奧辛之所以如此可怕，正是因為氟的緣故。**你在網路上可以搜尋到有關美國的戴奧辛中毒事件的資訊、越南的橘劑（Agent Orange，戴奧辛的一種）所造成的各種人體畸形的照片以及它對英國孩童的影響。

氟中毒在心血管方面可能會造成QRS波變寬（一種可能導致猝死的心跳異常現象）、心律不整、休克和心跳停止。

許多常見的藥物含有氟：

- 百憂解（Prozac），第一種選擇性血清素回收抑制劑（SSRL）
- 氟替卡松（Flonase），解除充血劑
- 立普妥（Lipitor）和立平膜衣錠（Baycol），降膽固醇藥物
- 泰復肯（Diflucan），抗黴菌藥物
- 速博新（Cipro），抗生素
- 蘭索拉唑（prevacid）和Propulsid，制酸劑

除此之外，還有其他許許多多種藥物。服用含有氟的藥物有其風險。你或許以為這類含氟的藥物上面會有特殊的標示，但事實上並沒有。

為了幫助你們保護自己，我在下面列出了大多數含氟的藥物，並以它們主要的用途來分類。清單上所列都是學名藥的藥名。如果某種藥物已經下市，則後面的括弧會註明下市的時間。

含氟的藥物：

麻醉劑	抗組織胺
Desflurane	Astemizole
Droperidol	Levocabastine（1999）
Enflurane	**降血脂劑（降低膽固醇）**
Flumazenil	阿托伐他汀（Atorvastatin）
Halophane	西利維司汀鈉（Cerivastatin sodium，2003）
Isoflurane	
Methoxyflurane	依折麥布（Ezetimibe）
Midazolam	氟伐他汀鈉（Fluvastatin sodium）
Sevoflurane	
制酸劑	**抗瘧疾藥物**
Lansoprazole	鹵泛群（Halofantrine）
Cisapride（2000）	美爾奎寧（Mefloquine）

抗焦慮藥物	抗精神病藥物
Flurazapam	鹽酸氟非那靜（Fluphenazine HCI）
Halazepam	
Hydroflumethiazide	氟哌啶醇（Haloperidol）
	鹽酸三氟陪拉辛（Trifluoperazine HCI）

類固醇	抗生素（Fluoroquinolone類）
胺醯諾耐（Amcinonide）	Ciprofloxacin
二丙酸倍他米松（Betamethosone diproprionate)	Pcnetrex
Clobetasol	Flucloxacillin
Clocortolone	Gatifloxacin
Dexamethasone	Gemifloxacin mesylate
Diflorasone	Grepafloxacin HCI
Dutasteride	Levofloxacin
Flumethasone Pivalate	Linezolid
Flunisolide	Lomefloxacin
Fluocinolone Acetonide	Moxifloxacin HCI
Fluocinonide	Norfloxacin
Flurometholone	Sparfloxacin
Fluticasone propionate	Temafloxacin（1992）
	Trovafloxacin mesylate

Flurandrenolide Hydroflumethiazide	
抗憂鬱劑 西酞普蘭（Citalopram） 艾司西酞普蘭（Escitalopram） 百憂解 無鬱寧（Luvox） 帕羅西汀（Paroxetine） 普羅加比（Progabide）	**類風溼性關節炎藥物** 希樂葆（celecoxib） 二氟尼柳（Diflunisal） 氟比洛芬（flurbiprofen） 艾炎寧（Leflunomide） 舒您痛（sulindac）
抗黴菌藥物 泰復肯（Fluconazole） 氟胞嘧啶 （Flucytosine/Voriconazole）	**抗代謝藥物（化療藥物）** 止敏吐（Aprepitant） 服樂癌（fluorouracil）

與碘有關的辭彙表

● **Atomidine**：一種液態的碘劑，也被稱為無毒碘，據說是艾德加・凱西（Edgar Cayce）發明的。

● **ATP輔因子**（ATP Cofactors）：一種特定劑量的維他命產品，是由Optimox公司所研發，目的在增進碘的吸收率。

● **乳癌選項基金會的碘調查計畫**：乳癌選項所成立的資料庫，目的在評估接受碘負荷檢測的乳癌病患尿液中的碘濃度。

● **溴疹**（Bromaderma）：因接觸或攝取溴或溴化物產品而在皮膚上長出的疹子。

● **含溴麵粉**（Bromated flour）：自從一九七〇年代麵粉中不再添加碘酸鉀（膳食中碘的重要來源）以來，西方世界所使用的主要麵粉。這種麵粉含有溴酸鉀（一種麵質改良劑）。

● **溴**（Bromine）：鹵素家族的一種化學元素，會和碘互相搶奪人體中的鹵素受體。**最常見的溴化合物是添加在麵粉中的溴酸鉀或若干食品和軟性飲料中的溴化植物油（BVO）**。溴化阻燃劑含有多溴二苯醚（PBDE），這種溴化合物使用的範圍很廣，包括建材、電子產品、傢具、車輛、飛機、塑膠、泡沫材料和紡織品。它們的結構類似較為人所知的多氯聯苯（PCB）。

● **溴中毒**：過量的溴累積在身體組織或血液中，產生毒性的狀態。

- **溴化物排毒**：身體組織中的溴接觸到鹽或被碘所驅離時，以溴化物的形式進入尿液的過程。

- **溴化物勝出理論**：根據琳恩・法洛所做的調查與研究而提出的一個假設，其內容是，人們之所以缺碘可能有一部分是因為一九七〇年代以來，溴化合物被添加到食品和阻燃劑中所致。

　　當來自環境、工作、醫療或飲食中的溴使得人體中的溴濃度上升到足以抑制碘酵素的代謝時，就可能會出現溴化物勝出的狀況。補充碘劑會改變溴和碘之間的競爭關係，導致溴化物被排出體外，如此便可削弱溴化物勝出的態勢，並使得碘的酵素代謝得以回復到正常的狀態。

- **Curezone Iodine Forum**：由使用碘劑的人士所成立的最早的網路團體之一。成員彼此交換他們對碘的用途、碘的歷史與科學等方面所做的最新研究。有許多來自世界各地的人士長期在這個論壇發表意見、交換他們嘗試使用碘劑時成功或失敗的經驗，因此他們已經擁有一個很豐富的資料庫。截至二〇一三年一月為止，這個網路論壇的點閱人數已經超過一千五百萬了。

- **亞伯拉罕醫師效應**：在研讀了亞伯拉罕醫師的著作後，人們所產生的一種想要蒐集有關碘的研究和歷史資料的衝動。這種衝動是人們對碘不再如此害怕時大腦額葉所產生的一種自我調節機制。

- **乳房纖維囊腫疾病**：這是一個概括性的名詞，指的是乳房的腫脹、囊腫、結節、疤痕組織、纖維組織或疼痛等各種狀況。

- **舟橋村法**：由病人想出來一個縮小乳房囊腫的辦法：在乳房上局部塗抹魯格爾碘溶液以及五毫克的黃體素藥膏，再服用五十毫克的魯格爾碘溶液或Iodoral碘片。此方法和那位以黃體素和碘劑治療老鼠並取得良好成果的舟橋村博士無關。就像任何其他療法一般，當你要實施舟橋村法時，務必要先請教有執照的醫療保健人員。

- **致甲狀腺腫物**（Goitrogen）：所有會抑制甲狀腺功能的物質、微生物或食物。

- **草根碘運動**：在亞伯拉罕、布朗思坦和傅雷查這三位醫師發表有關碘的好處的著作後所興起的一個病人自我教育運動。當一些具有影響力的病患團體得知了相關的資訊時，他們便開始自行從事各種研究和實驗，掀起了一股分享資訊的風潮。由於補充碘劑的效果顯著，因此眾人便口耳相傳，導致了一場革命，挑戰了前人對武柴二式效應的看法。

- **碘化物**：化學元素碘的一種形式，最常見的便是被添加在食鹽和藥物中的碘化鉀，也被用來保護人體免於放射線的危害。

- **碘**：鹵素家族的一種化學元素，是一八一一年法國化學家柏納德‧顧赫鐸意外發現的。人和動物的身體要有碘才能發揮正常的功能，因此碘和它的化合物便被用來做為營養素。海草是人們攝取碘的最早來源之一。十九世紀中期，碘普遍被當成一種萬用藥物。

● 碘「啵嘤」（Iodine "Boing"）：形容有些人在開始補充碘劑時，腦筋一下子變得很清楚的現象。

● 碘的輔助營養素：請參見第四篇「實用資源」中的補碘方針。

● 否定碘的人士：1. 那些否認成千上萬人因依照「碘計畫」所擬定的方針補充碘劑而健康獲得大幅改善的人。2. 那些宣稱補碘人士若持續這種愚蠢舉動將會面臨很大風險的人。3.那些因為不認同碘的主要研究員的信念而試圖否定補碘的好處的人。4.那些在武柴二氏效應的說法已受到質疑之後，仍對它堅信不疑的人。

Iodine Group：Yahoo的一個線上討論團體，由柔伊・亞歷山大博士在二〇〇六年成立。目前該團體由自然療法醫師史黛芬妮・布伊思特主持，成員已經超過七千人。

● 具備用碘知識的醫療人員：詳細說明請參見「具備用碘知識的醫療人員」的名錄。

● 碘負荷檢測：以二十四小時內收集的尿液來進行檢測，評估人體是否缺碘的一種方式。

● 碘計畫：一個專門研究碘的團體。他們在亞伯拉罕醫師的帶領下，從二〇〇二年開始不斷發表他們的研究所得。他們的網址是http://www.optimox.com。

● 碘阻（Iodine Resistance）：一個一般性的名詞，用來研究並確認是哪些因素抑制了碘的吸收。

Iodoral：Optimox公司以魯格爾碘溶液製成的錠劑。

● **魯格爾碘溶液**：一八二九年法國的尚・魯格爾醫師所研發的碘產品。這種溶液是由碘化鉀（KI）和純碘（I_2）所組成，其效力需視濃度而定。最常見的是五％的，但也可以買到二％和七％的。

● **NIS轉運體**：就是鈉碘轉運體。所謂轉運體指的是人體用來從血液中捕捉碘的組織。不幸的是，這些組織在經過一段時間之後可能會因為汙染物或氧化（就像生鏽一樣）而受損，或者數量變得較為稀少，轉運體萎縮會使得缺碘的現象惡化，必須補充碘劑並攝取抗氧化物才能恢復。

● **氧化性損傷**：因為缺乏抗氧化物而對身體組織（例如碘轉運體）所造成的損傷。

● **匱乏後效應**：解釋人體在缺碘一段時間後突然攝取到較多的碘時所表現出來的反應。這時，為了從血液中捕捉並貯存更多的碘以免日後再度面臨匱乏，乳房或甲狀腺可能會出現腫脹的現象，就像松鼠收集橡實準備過冬一樣。

● **溴酸鉀**：一九七○年代時，用來取代碘而被添加到麵包或其他烘焙產品中的一種添加物。世界衛生組織發現，現今人體所排出的碘比三十年前少了五十％；一般相信，之所以會如此，原因之一便是當年以溴酸鉀來取代碘酸鉀的做法。

● **脈衝式劑量調整法**：由乳癌選項基金會的碘調查計畫所研發出來的一種調整補碘劑量的策略。其方法是暫時（通常是四十八小時）停止使用碘劑，以便用休息的方式來增強排毒作用。休息可以增強身

體器官排除溴化物、細菌或毒素的能力。這種方法通常只用在排毒症狀變得讓人很不舒服的時候。在這四十八小時的「齋戒」期間，建議採取鹽負荷法。

● **鹽負荷法**：這是補碘方針的一部分，其做法是服用特定分量的食鹽和水以促進排毒。從前的醫生早已用過類似的方法，當年美國軍方也曾經用這樣的方法來治療那些溴化物中毒的士兵。

● **ＳＳＫＩ**：碘化鉀的飽和溶液。

● **難以察覺的溴化物**：我們所接觸到的那些沒有標示的溴化物，例如我們的床墊、傢具、地毯、電子產品、裝潢、玩具、車輛和兒童睡衣中的含溴阻燃劑。許多個人衛生用品──包括化妝品和燙髮藥水等等──也都含有溴家族的化學元素。

● **乳癌的完美風暴理論**：本書作者所提出的一個假說。其內容是：自從一九七〇年代以來若干癌症（尤其是乳癌和甲狀腺癌）的發生率之所以不斷升高，可能是幾個因素同時作用的結果，其中包括──這段期間人們的碘攝取量降低了五十％，以及人們大量接觸到充斥於環境中的含溴阻燃劑和其他溴化物毒素。

● **武柴二式效應**：過去五十來普遍被接納、甚具影響力的一個理論，其中斷言碘會使得老鼠的甲狀腺停止運作。但這個理論近年來已經受到質疑。

食物碘含量排行榜

食物	份量	碘含量（微克／每份）
海藻、紫菜（乾燥）	10公克	232
烤鱈魚	3盎司（85公克）	158
希臘優格（原味脫脂）	1杯（245公克）	116
牡蠣（熟）	3盎司（85公克）	93
脫脂牛奶	1杯（245公克）	85
加碘食鹽	1.5公克（約1/4茶匙）	76
魚條（熟）	3盎司（85公克）	58
義大利麵（加碘鹽在水中煮沸）	1杯（245公克）	36
雞蛋（熟）	1個	26
巧克力冰淇淋	1/2杯（123公克）	21
肝臟、牛肉（熟）	3盎司（85公克）	14
蝦（熟）	3盎司（85公克）	13
金槍魚	3盎司（85公克）	7
大豆飲料	1杯（245公克）	7
烤牛肉	3盎司（85公克）	3
烤雞胸肉	3盎司（85公克）	2
杏仁飲料	1杯（245公克）	2
玉米罐頭	1/2杯（123公克）	1

※資料參考：美國國立衛生研究院 NIH：Iodine － Health Professional
https://ods.od.nih.gov/factsheets/Iodine-HealthProfessional/

臺灣常用海藻類食物碘含量

品名	碘含量（微克／100公克）			
	中位數	平均值	最大值	最小值
生鮮海藻類				
海帶卷	8.0	7.9	15.8	2.3
海帶結	5.3	6.4	18.5	1.3
澎湖海苔	3.1	2.3	11.0	2.5
熟食調理加工食品類				
海帶卷	4.8	6.4	16.0	0.5
海帶結	9.8	9.3	13.9	4.3
海帶粗絲	0.5	0.5	0.8	0.1
海帶芽	1.3	1.3	1.3	1.2
海茸	0.4	0.4	0.6	0.2
海苔醬	28.0	28.0	32.6	23.3
壽司海苔	49.7	86.3	239.0	8.3
零食海苔	75.7	71.5	141.2	1.4
乾貨類				
海帶	3864	3925	6403	837
海帶芽	83	141	731	40
海苔	8	12	25	6
紫菜	18	18	-	-

※資料參考： 衛生福利部食品藥物管理署「國人膳食營養素參考攝取量」第八版-碘

Smile 77

Smile77